U0337416

Das A·D·S-Buch

坐不住和想入非非的孩子

[德]伊丽莎白·奥斯特-克劳斯
[德]佩特拉·玛利亚·哈姆 著
刘青簌 译

朝华出版社
BLOSSOM PRESS

亲爱的家长们，亲爱的教育工作者们，

亲爱的儿科医生们，亲爱的心理治疗师们，

亲爱的孩子们，

　　我们不知道您为什么阅读这本书，仅仅是出于普通的兴趣，还是因为您在职业方面需要和多动症儿童打交道？或者因为您家中有多动症儿童，抑或是因为你就是个多动症儿童？

　　我们也不知道您对多动症已了解多少，但有一件事我们可以确定：不管您以怎样的方式和多动症扯上关系，您都应该尽可能深入地思考它，尽可能多地学习它。因为只有当我们真正对多动症有所了解，我们才能切实帮助多动症孩子解决他们的问题。

　　注意力缺陷综合征（多动症）是一种信息和感知处理障碍，可对行为、学习和发育造成不良影响。

　　多动症不是灾难。在充分了解它的前提下，人类可以成功地治疗多动症。患有多动症的人——主要是患有多动症的孩子——面临的最大问题是他们周围的人对多动症了解得太少，因此多动症孩子常常被误解。每天跟他们相处的人并不能接受他们，原因非常简单，仅仅是这些人对多动症缺乏了解。

遗憾的是，这一现象至今依然如此。我们之所以写这本书，是因为如果人们对多动症足够了解，他们在生活中面临的问题也将变少。在诊所中，我们每天都能够听到类似的评价：增加对多动症的了解能够帮助人们大大减轻压力，甚至已算是在成功的路上走了一半。

我们已经专攻多动症多年，诊断、照料并且成功治疗了上千名多动症孩子。我们的经验表明，人们不能将多动症孩子当作一个个体来孤立地治疗。只有将每天照料多动症孩子的人一同纳入其中，治疗才能够成功。

基于这种认识，我们创造了优化思维方案。优化思维是一个为多动症孩子设计的训练项目。同时，它也为家长、教育工作者、儿科医生和其他重要的孩子陪伴者们提供了特别的训练单元。

优化思维的基础就是团队理念：多动症孩子的每一位陪伴者将在团队中承担一项特殊任务。这个理念在实践中的可行性已被证实。优化思维机构——我们的多动症讲解及进修培训机构——里面所囊括的所有的经验和知识，都可公开用于与多动症相关的私人和工作目的。

本书包含着我们从与多动症孩子相关工作中得来的科学知识，其中比较特殊的地方如下：

» 本书不是只关注伴有多动症状的孩子，而是讲述了两种多动症孩子类型：伴有多动症状的"坐不住的孩子"以及不伴有多动症状的"想入非非的孩子"。

» 本书不仅仅来自于一位儿科医生或者一位心理学家的经验——更是总结了他们多年来通过团队合作获得的所有经验。

» 本书不只有来自诊所或者医院的个别案例，更囊括了我们日常在诊所中经历的各种情况。

　　» 本书并不局限于少数特定群体，而是为所有与多动症相关的人们提供实际帮助——特别是家长们、老师们、儿科医生们以及心理治疗师们，当然也包括多动症孩子们。

　　我们希望您能从这本书中有所收获。

伊丽莎白·奥斯特 - 克劳斯

佩特拉·玛利亚·哈姆

INHALT

目 录

1. 坐不住和想入非非的孩子

您是否认识有下列表现的孩子？　002

这个主题到底在讲什么？　004

重点小结　008

2. 想做却做不到的孩子

两种多动症类型：
伴有多动症状的多动症、不伴有多动症状的多动症　010

尽管智商极佳，
依然面临学校和学习问题
——诊所里的一些案例　019

在学校表现不佳，却依然取得成功
——著名的榜样们　025

多动症孩子与他的团队
——团结就是力量　031

重点小结　034

3. 伪装背后的一窥

多动症背后隐藏着什么？　036

多动症十种最主要的症状　052

诊断之路　055

重点小结　079

4. 不听话还是缺乏教养，抑或是其他什么未知因素？

性格特点、教育问题，还是神经生物学的特殊之处？　082

神经网络和信息处理　087

多动症和信息处理的特殊之处　095

重点小结　106

5. 脑中一片混乱，缺乏自身价值感

多动症——另一种感知方式　108

存在问题一：看得不准确　110

存在问题二：听得不准确　119

存在问题三：运动技能不熟练　124

存在问题四：感觉混乱　135

多动症对发育造成哪些影响　147

重点小结　150

6. 为家长、老师、儿科医生和临床医生准备的优化思维方案

主要针对哪些难点？ **152**

都有哪些有效帮助？ **156**

优化思维方案的团队理念 **158**

重点小结 **164**

7. 优化思维方案：给家长的建议

父母——打开成功之门的钥匙 **166**

如何帮助您的孩子处理脑中乱局 **174**

重点小结 **209**

8. 优化思维方案：给老师的建议

学校里的多动症孩子——老师能够做些什么？ **212**

学校里多动症孩子可能存在的表现 **214**

一般情况下的策略 **216**

特殊帮助 **219**

规范孩子在学校的行为 **225**

重点小结 **231**

9. 优化思维方案：孩子给孩子的建议

"嗨，小孩！" **234**

孩子给孩子的建议 **243**

重点小结 **266**

10. 优化思维方案：给儿科医生及其他临床医生的建议

人们为何要使用药物？何时应该使用药物？ **268**

药物治疗的积极作用 **284**

重点小结 **299**

11. 给父母和孩子的方案

为学龄前儿童准备的优化思维方案检查表 **302**

为学龄儿童准备的优化思维方案检查表 **306**

为家庭作业和考试准备的"逐步走"计划 **311**

学校表现回顾表 **313**

我是哪种类型的多动症孩子？ **314**

结语 **316**

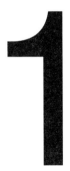

坐不住和想入非非的孩子

» 多动症孩子有哪些典型行为方式？

» 多动症有哪些不同的表现方式？

» 多动症在不同的年龄阶段有哪些表现？

» 大部分多动症孩子最早在何时被发现？

» 多动症是什么？多动症不是什么？

» 有多少孩子患有多动症？

您是否认识有下列表现的孩子？

» 做事风风火火，或者总是任性固执地表现出拒绝的态度；

» 极容易走神，特别是需要他专心做事的时候，他总是毫无耐心、情绪冲动；

» 表现得没有条理，一团混乱，因为他总是从一件事跳到另一件事上，完全不能"系统"地处理事情（比如，整理房间，穿衣服等）；

» 从不会静静等待；

» 不能老老实实在任何队列中排队；

» 哗众取宠；

» 在学校毫不专心，坐立不安，但在玩电脑或乐高的时候却能老老实实地待上几个小时；

» 时间观念极差，从来不能将作业分成小部分一步步完成，而总要拖延至作业堆积如山；

» 不能安静地倾听，总是随意插嘴打断他人；

» 对所有事情都要没完没了地狡辩，像个瀑布一样喋喋不休；

» 不会等答案出现，总是忍不住提前询问结果；

» 容易从一个极端跳到另一个极端——上一秒怒气冲天，下一秒泫然欲泣；

» 表现得暴躁易怒；

» 精力旺盛，一天中每时每刻都在动，而且就算这样，晚上也不能老实睡觉；

» 外表粗糙，实则内心温和且多愁善感；

» 从不记仇，情绪转变极快；

» 胆大包天，不懂得适可而止；或者是胆小如鼠，过分小心翼翼；

» 心不在焉，记不住事；

» 总是神游天外，能盯着空气看半天，魂不守舍；

» 磨磨蹭蹭，不能老老实实专心做一件事情，永远完不成任务；

» 总是表现得糊里糊涂，十分迷茫；

» 考试时常常一窍不通；

» 在玩耍时总能蹦出很棒的主意，想象力十足；

» 十分机灵，能发明新东西；

» 总是被新奇独特的东西吸引；

» 做一件事时很快就抱怨无聊；

» 不会三思而后行，总要马上尝试所有事情；

» 不害怕危险，也不会判断是否危险；

» 创意十足。

如果您认识符合上述描述的孩子，那么您有必要增加对多动症的了解。

这个主题到底在讲什么？

注意力缺陷综合征（德语：Aufmerksamkeits Defizit Syndrom）的命名来源于美国名称"注意力缺陷过动症"（英语：Attention Defizit Disorder），也就是国际公认的"伴有多动症状或者不伴有多动症状的注意力缺陷障碍"。

也许您读到了越来越多关于这种十分棘手的孩子的描述。几乎在每一本关于为人父母的书中，"孩子不专心，闹腾不休"这一话题都会被提及。人们用不同的模式阐述这一主题，也从不同的角度说明这一现象。这是一种教育问题吗？这种"闹腾不休的孩子"日益增多，它的产生是不是与社会有某些关系？是不是要怪罪于电视机？还是因为养育上出了差错？为什么父母和老师常常这么无助？

大多数问题其实压根说不出根源，然而带着神秘感的错误信息却越传越广。

与此同时，通过多年研究，我们已经对多动症的特殊性以及它对一个人成长产生的影响有所了解，而且还开发出了有效的支持项目和成功的治疗项目。

多动症是最常见的发育问题及行为问题的根源。患有多动症的孩子直到今天依然被人认为是"闹哄哄的小孩""捣蛋鬼""坐不住的孩子""怪孩子""没本事的小鬼""懒虫，只有想要什么的时候才会动弹""学习时神游天外的坏孩子""没教养的小鬼""想入非非的孩子"，或者是"坏脾气小鬼"。

伴有多动症状的多动症孩子从婴幼儿时期起就十分费劲，成人很难哄得他们安静下来，他们求知欲旺盛，兴致高昂，性格活泼，永远在探索未知，很小就想让自己的所有愿望都实现。

到了幼儿园时期，父母会经常听到别人对他们教育的批评，因为他们家的小调皮鬼从不遵守规则，而且总是发脾气、反抗、惹恼别人。他们不只是活泼好动，而且成了幼儿园里推搡、欺负其他孩子，难以融入小团队的捣蛋鬼。尽管他们超棒的新主意和有趣的想法很多时候能够得到他人的称赞，但他们的缺点依旧牢牢占据主导地位，破坏着他们和小伙伴的友谊。行为冲动、注意力缺陷和过度活跃都导致他们难以融入团队、参与集体活动、安静地绘画或者在游戏中采纳其他孩子的建议。对他们而言，一切都会很快就变得无聊起来。

多动症孩子总是想到什么就立刻去做，而不会提前思考或审视当前情况，因此他们更偏好于令人兴奋的环境。一方面他们总能突然爆发出很大能量，另一方面他们却马上又会因为一个当前无法完成的小事而感到筋疲力尽。这些表现经常出现在"坐不住的孩子"身上。

然而还有一种孩子，那就是不伴有多动症状的多动症孩子。他们总是在幼儿园、团体中或者特别吵闹的活动中避开他人，自己玩耍。他们经常表现得非常安静，似乎与常人无异。

尽管闹腾的孩子很早就会引起别人的注意和对其行为的讨论，但其实大多数多动症孩子最早都是在上学以后才被人看作"问题儿童"的，而且其中大多数尽管很聪明，却总是学习成绩不佳，屡屡遭受挫折。

忧虑、束手无策、绝望以及其他问题——比如，自信心不足、恐惧、上学头痛、朋友过少——一一叠加起来，日益增多，导致多动症孩子每天都在经受新的"灾难"，在这种情况下他们很快就将陷入负面情绪的恶性循环。

很遗憾，多动症相关知识的传播还不够广泛，导致多动症孩子及其父母常常被人误解，或被胡乱诊断，而且得不到足够的帮助。

多动症不是教育失败，也不是夸张的怪癖。多动症是我们大脑中信息处理过程的神经生物学异常。

这种异常体现为注意力缺陷、易于分心、难以忍受挫折、冲动或者想入非非，也可能表现出活动过量或者过度活跃的情况，但并不是一定会产生多动症状。多动症不是人们用来称呼所有"不礼貌孩子"的时髦的疾病，而是可以被诊断、治疗的。

多年以来，我们一直专注于研究儿童的发育问题以及行为问题。在对发育潜能进行测试和检查，对儿童感官世界进行探索，以及大量家庭访谈等一系列神经病学的研究中，我们发现许多孩子都患有多动症。在此期间这些孩子和他们的父母也就成了我们关注的重点。这种障碍在每个孩子身上都有着不同的表现且涉及发育的多个方面。在这本书中，我们想要讲述多动症为什么能包含数不清的方方面面，它又如何导致各种各样的发育问题，以及我们要如何着手对其进行治疗。

我们发自内心地想要向您介绍多动症这一主题，以及如何和这些创意十足、有趣且聪明的孩子打交道。我们邀请您一起，破解行为异常这堵墙背后的谜团，分享成功治疗它的喜悦。

并不是所有问题都能用多动症来解释，但是所有和孩子打交道的人，都应该了解多动症的诊断方法，以便及时为孩子提供帮助，并争取尽早预防"发育灾难"。父母、教育工作者、医生，以及最主要的——孩子自己，越早知道孩子是因为多动症而异于常人，才能越好地学会怎么和这些孩子打交道以及如何帮他们"扬长避短"。尽管有着一麻袋的问题，多动症孩子们依然能通过令人难以置信的精力、创造力、直觉以及令人喜悦的感染力来获得他人认可，取得令人惊叹的成就。

科学研究显示，在德国大约有8%的孩子患有多动症，且表现形式各异。也就是说，平均每个班级里有两个孩子患有多动症，或者说，在德国有超过一百万患有多动症的孩子。

但是，多动症孩子也可以走向成功。因为世界上存在有效的帮助方法，人们只是要了解这些方法。

患有多动症的孩子也可以相应地发展他们的能力，自信且独立地生活。是时候让因为无知而给这些孩子们贴上诸如"捣蛋鬼""没能耐"或者"坏孩子"等标签的事情成为历史了。

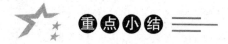

◎ 每个人都知道多动症孩子的典型行为方式，但是很少有人了解多动症的症状。

◎ 多动症孩子有两种：伴有多动症状的多动症孩子（坐不住的孩子）和不伴有多动症状的多动症孩子（想入非非的孩子）。

◎ 在婴幼儿时期，伴有多动症状的多动症孩子大多数会被看作棘手的小孩，但不会有人往多动症方面去想。不伴有多动症状的多动症孩子则表现得与常人无异，很难被发现。

◎ 大多数多动症孩子都是最早在上学阶段才被人看作"问题儿童"的，而且其中大多数尽管很聪明，却总是学习成绩不佳，屡屡遭受挫折。

◎ 多动症不是教育失败，也不是夸张的怪癖。多动症是我们大脑中信息处理过程的神经生物学异常。

◎ 在德国大约有8%的孩子患有多动症。换句话说，德国超过一百万儿童患有多动症，平均每个班级里就有两个多动症孩子。

2

想做却做不到的孩子

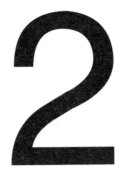

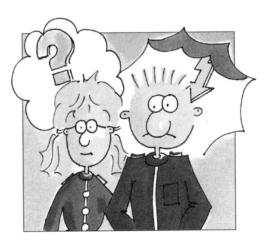

» 坐不住的孩子（伴有多动症状的多动症）和想入非非的孩子（不伴有多动症状的多动症）都有哪些典型的行为方式？

» 两种不同的多动症孩子的问题是否相似？

» 为什么多动症孩子已经尽了最大努力，却依然问题不断？

» 为什么多动症孩子十分聪明，依旧受困于学习？

» 为什么只有一个强大的团队才能够帮助多动症孩子解决问题？

两种多动症类型：
伴有多动症状的多动症、不伴有多动症状的多动症

在我们进一步说明多动症这一现象之前，让我们先看一看，这两种多动症的典型特征是什么。

» 第一种类型：伴有多动症状的多动症：

这种类型的代表是马克思，他是坐不住的孩子。

» 第二种类型：不伴有多动症状的多动症：

这种类型的代表是朱尔，她是想入非非的孩子。

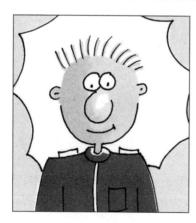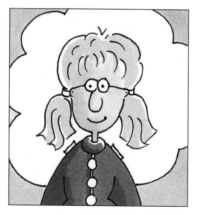

您将在全书多次接触到马克思和朱尔的事例。

» 从马克思的例子中您将了解到伴有多动症状的多动症孩子的典型情况和行为方式；

» 从朱尔的例子中您将了解到不伴有多动症状的多动症孩子的典型情况和行为方式。

马克思的案例中一切都是高速的，闹腾不停的；朱尔的案例中则是安静的、充满幻想的。然而这两种类型的孩子在家中都以各自的方式令人担忧，到了学校又一直面临压力和恐慌。

除了马克思和朱尔以外，您还将了解到数个这两种类型的孩子。

但是在那之前，请您先看看，坐不住的孩子马克思和想入非非的孩子朱尔在行为上有多么大的区别，以及尽管他们如此不同，面临的问题却无比相似。

伴有多动症状的多动症：
坐不住的孩子马克思

马克思（八岁）躺在床上回忆过去几天发生的事情，肚子咕噜咕噜直叫唤。过去的几天他似乎每天都不开心。啊，他都在过着什么样的日子啊，每天都会生气。每天他都下决心要好好表现，但是从来没真正做到过。

又一次，他周一早上没能按时起床，这一周就那么开始了。妈妈喊了他一遍又一遍。等他终于吃力地从床上爬起来时，他又在地板上突然发现了丢失已久的玩具小拖拉机的轮子。于是马克思马上把小拖拉机翻找出来，将车轮安装回去。正当他要测试小拖拉机有了轮子是不是能够重新行驶的时候，他的妈妈愤怒地走入房间，指责他只知道玩耍，而不做该做的事情。然而他其实只是想把小拖拉机修好而已。

在浴室，马克思匆忙洗着澡，尽管这时候他其实早该去吃早餐了。因为他不够准时，他的弟弟早已开始用餐。马克思想吃的切片奶酪已经被弟弟吃掉了。对马克思来说，这就仿佛有人在竭尽全力想要激怒他一样。满腹怒气的马克思把应该用来涂抹面包的黄油扔向了弟弟，同时也不小心把黄油蹭到了袖子上，于是他又要上楼换衣服。他随便抓过一件毛衣穿上，扯过书包就冲出了家门。妈妈在身后冲他咆哮着："天啊！这件毛衣配这条裤子！而且还穿反了！你这身衣服简直没法看！"这堆喋喋不休的废话让马克思开始怪罪弟弟："这个白痴怎么能吃了我的奶酪？"这让他非常生气，脑海里愤怒的雷暴开始呼啸。

接下来，在校车里，讨人厌的卡尔和更讨人嫌的多米尼克又进一步在他的怒火上浇了把油："马克思把毛衣穿反了！他笨得连怎么穿衣服都不知道！"马克思威胁了他们三次，让他们闭嘴，但这两个人依旧不愿意停下，于是他开始动手揍他们。四个大人一同努力，才成功将马克思控制住。自然地，他被遣送回家的时候，妈妈已经知道发生了什么——这一天也就这么结束了。

在学校里，这种脾气失控的事情每天都在不断发生，以至于他的老师不停提醒他："马克思！适可而止吧！我还要提醒你多少次！别晃凳子，不许在课堂上大声说话，你要守规矩！……"这些喋喋不休的抱怨可怕极了。马克思获得的唯一夸奖来自他的美术老师，然而这也已经成为过去时。周三（也可能是周二？）的美术课上他没能交上自己画的城堡作业，因为他忘带素描本了。于是美术老师说："我一直以来都很信任你，但是你居然这样当面说谎，欺骗我。你太让我失望了，我再也不相信你了……"

回忆美术课上发生的事情时，马克思仿佛依旧能感受到那被人掐着脖子一样的窒息感。他努力控制着眼泪不要往下掉，为了不像个婴儿一样号啕大哭，他把到了喉咙边的号哭咽了下去："我跟您解释了，如果您不相信我，那就不信吧！您跟其他的老师也没什么两样！"没有人愿意相信他，看上去也没有人喜欢他。然而他真的花费了整整一个下午来画那个城堡，而且他这次真的画得很好。

马克思想着："为什么一直要因为垃圾家庭作业生气？我回家之后总想先惬意地看会儿电视。坐在电视前让我感觉很好。我幻想着自己是电视节目里的主人公——高大、聪明、强壮、所有人都喜欢我。然而每当这个时候，妈妈就会半路插进来，因为作业的事情跟我发脾气。作业绝对是我每天要做的最让人讨厌的事情。每天的争吵从因为我不知道家庭作业都留了什么就已经开始了。妈妈就是不懂，我没办法记全作业留了哪些。如果我把老师写在黑板上的作业全部抄下来，我将是最后一个上校车的孩子，这样我就没有好座位了。校车的后排有一个我的专座，我必须每天捍卫它！

"除此以外，不知道为什么，我写作业总是比班上其他孩子慢得多。基本上每次我刚写了一半的时候，都会停下来跑到外面的足球场上去玩。我究竟为什么要上学，写这些破作业呢？我只想当个赛车手，在明信片上签签名——这些我现在已经会了呀。

"今天晚上我回家太晚了。我和爸爸一起造了一艘小船，我们想在上周六把它放到小溪后面的池塘里玩。尽管爸爸承诺了这件事，而且我一直期待着，他却突然又没时间了，而且还说让我跟朋友一起去池塘玩小船。

那么问题来了——我没有朋友。这就是我上周六愤怒地快速蹬着自行车蹿来蹿去的原因。不过今天下午，我突然想起来我的小船，于是我自己骑车去池塘。到了池塘前的小溪边，我看到一个老人独自站在那里钓鱼。

"我走到老人身边，停下来观察他在干吗，那感觉真的很棒。接下来我问了老人一大堆跟钓鱼有关的问题，而且他每一个都回答了。我觉得，这位老人是全世界最友善的人。

"在跟他的交谈中，我完全忘记了自己本来要把小船放到池塘里，也忘了看表。等那位老人问我是不是该回家的时候，时间已经太晚了。因为我没准时回家，爸爸很生气，不准我吃饭。不过尽管我的胃咕噜咕噜叫，我依然很高兴。因为老人承诺，明天会带上一套他的钓鱼用具和我一起钓鱼。我非常确定，他跟爸爸不一样，他会说到做到。"

不伴有多动症状的多动症：
想入非非的孩子朱尔

朱尔（十岁）待在花园里，陷入沉思。过去的几天依然不那么愉快。

星期二开始得太早了。朱尔五点就醒了，脑子里琢磨着地理课的作业，感觉十分痛苦。尽管她很认真地复习了，她依旧害怕自己不能答对那些关于河流、城市、山峰的问题。这种事情经常发生。有一次她的作业本上得到了"一窍不通"的评语。从那之后一切都倒塌了。到底为什么这些事情要发生在她身上！其他人对她的评价是对的——她就是个笨蛋。朱尔哆嗦着手指，想要写地理课作业，但她就是不知道要怎么下笔。与河流、城市挂不上钩的其他想法不停蹿入她的脑海。

因为朱尔早餐什么都不想吃，妈妈批评她完全是在没事找事。朱尔朝着妈妈喊叫，并将一个盘子从桌子上扫了下去。那是她最喜欢的盘子。在朱尔很难受时，妈妈还在一声声指责她，这让她的眼泪在眼眶里打转，她冲出家门，忘了带书包。

第一次大课间时，妈妈来到学校给朱尔送书包，而且对她很友善。这让朱尔在接下来的一天中都被羞愧和痛苦笼罩了。妈妈对她真的很好，而她真的是个令人讨厌的孩子。朱尔感到如此惭愧，因此她想要为妈妈做点儿正确的事情。但是接下来她马上又让妈妈失望了，因为当妈妈问她地理课都留了哪些作业的时候，朱尔却答不上来，因为她完全不记得了。于是妈妈很失望地摇了摇头。

第二天早上，在妈妈喊她起床之后，朱尔又睡着了。于是，妈妈理所当然地再一次对她发火，而朱尔的妹妹则在后面比画着，幸灾乐祸地笑着。接下来，朱尔必须得再一次一个人去上学。因为她的同学们已经说得非常明白，他们不想和笨拙的、傻傻的朱尔扯上任何关系。她和他们必须保持最短十米的距离。朱尔在路上没精打采地走着，伤心的感觉和胃里的压力一阵阵交替来袭。

突然，她在路边发现了一只小小的黄色蝴蝶。这是一种她从来没见过的蝴蝶。她弯下腰，着迷地观察着。对她来说，蝴蝶是个小小的奇迹——如此精致，如此迷人，如此优雅。看着这只小蝴蝶，时间似乎走得比她预想得要快，于是她迟到了。在同学们的嘲笑声中，老师给她布置了迟到的惩罚作业。朱尔羞愧地骂着自己："今天不能再让别人嘲笑我了。我得像个猞猁一样小心，别再让自己的思绪跑到别的地方去。不能让别人说'瞌睡虫，朱尔，瞌睡虫，朱尔，朱尔是个大笨蛋'。"

然而，朱尔再一次没能坚持集中注意力到放学。最后一节课是数学课，老师在讲"多"和"少"。讲到词语"多"（译者注：德语中"多"和"海洋"两个词发音一致）的时候，朱尔想到了自己上次的假期。她看到自己在海边惬意地慢慢散步，她觉得自己仿佛能呼吸到真正的、带着咸味的海风。她在这一刻体会到了久违的舒适和开心，但是这种很棒的感觉持续得太短太短了，老师将她的美梦撕开。其他同学又一次开始嘲笑她，因为她不知道接下来要算什么题目。

很遗憾，下午也并不比上午愉快多少。尽管她吃过午饭马上就开始写作业，但她的目光总是不老实地飘来飘去，不能让自己专心起来。仿佛被魔力操控了，她的手拿起自己早上画的蝴蝶小册。兴趣让她停不下来，她难以自制地阅读小册，以至于完全忘记今天约好了要去治疗眼睛。妈妈大喊："朱尔，你人呢？你三点半就该来停车场了！"而到这时候，她还没在作业本上写下一个字母。

接下来的一天，她依然在作业上磨洋工。直到门铃响起，妈妈一个以前的同学和她的三个小孩来拜访时，朱尔还没开始写作业。接下来朱尔在厨房帮妈妈的忙，还帮忙照顾三个小孩。每当需要帮忙的时候，朱尔的妹妹总是不见人影。其实今天朱尔也不该在家，她应该跟妹妹一起去表姐家参加表姐的生日会。不过朱尔果断拒绝了表姐的邀请。生日会上永远都那么闹哄哄的，吵得她耳朵疼。她完全不想跟那么多人打交道。她更愿意待在花园里，或是自己的房间里读她的蝴蝶画册。

如果朱尔没有不停地在脑子里想着家庭作业的话，那天下午和几个小孩玩得可以更开心一些。小孩们很讨人喜欢，他们和她一起，用她攒下的空罐子做了一个竹筏。他们将竹筏放到池塘里漂游，小孩们觉得这棒极了。他们一家离开时，妈妈的同学跟朱尔妈妈说："有一个这么棒的女儿，你一定乐坏了吧！我真希望我的伊莎贝拉能跟你的朱尔一样。"朱尔的妈妈没有回答这句话，不过她看朱尔的目光仿佛在说："我倒希望敌人的孩子能是这个德行。"

妈妈的同学离开之后，朱尔一家人一起吃晚餐。这个时候朱尔的妹妹昂首挺胸地宣布她的拉丁语和历史得了多么高的分，这让爸爸妈妈非常高兴，不停地夸她。接下来就没什么可期待的了，一如既往，不久之后就有人说："啊，朱尔，看看你妹妹！你呢？多上了几年学却一点儿用都没有。再这么懒惰下去，你什么都做不了。"唉，她是多么讨厌这种家庭晚餐啊。每次不管发生什么，最终都会变成她的麻烦。接下来，在睡觉时间，朱尔为了写作业又把灯打开了。而爸爸看电视之前，莫名又走上楼来，于是不出所料地，爸爸逮住了她。妈妈愤怒得大声咆哮，难以相信朱尔中午在房间里待了两个小时，却压根没开始写作业。

又一天，朱尔在学校还算好运，没什么闹剧发生。而且她今天把作业都写完了，因此她能够高兴地阅读她的蝴蝶画册。但是她的脑袋再次痛了起来，妈妈让她出去呼吸一下新鲜空气。朱尔问自己，到底为什么她的脑袋会有问题：倒不是仅仅因为它老是痛，还因为它总是莫名其妙记不住事情。之前她站在地下室，却完全不记得自己要干什么，这让她非常难受。什么也没做，她又从地下室走上楼，而且还是在她感受到很渴之后，她才意识到自己必须得上去拿水喝。爸爸经常骂："一个小孩怎么能蠢到这个地步呢！"朱尔给自己下了定义："我就是个笨蛋。"

上述就是坐不住的孩子马克思和想入非非的孩子朱尔的典型日常生活

片段。

　　马克思患有伴有多动症状的多动症，朱尔则患有不伴有多动症状的多动症。两者都因为各自的问题而在生活中遭受磨难。不过有一种痛苦是相同的，那就是仅仅因为身边的人不了解他们，而遭到错误的对待。

　　接下来您还会读到更多有相似问题的孩子在学校发生的案例。当您读到后面的案例时，请您也问问自己，您碰到过哪些类似的情形和类似的孩子的行为方式。

尽管智商极佳，
依然面临学校和学习问题
——诊所里的一些案例

接下来，我们想要给您展示一些多动症孩子的生活片段以及他们在学校中所面临的问题：

罗伯特十四岁时才第一次被妈妈带到诊所来。对两人来说这都是很不容易的一步。然而他堆积如山的问题已经影响了整个家庭生活，父母对他的未来感到非常担忧："靠着这种差劲的学习方式，他能从高中毕业吗？每一门主课都是5分（译者注：德国的课程成绩分布是1—5分，5分为最差），成绩这么差劲，他怎么能找到工作啊！"

好言好语起不到任何作用。第一次访谈时，罗伯特坐在妈妈旁边，一副坐立不安、心怀怨愤、兴致索然的样子。他不停地打断妈妈的描述："全是废话""老师是个疯子""那么我到底应该怎么做""我脑子没毛病"。

我跟他解释说，我们得一起研究职业学校是否是一个更好的选择；我们需要一起做调查和测试，来分析他的优缺点，以便更好地找出能够帮助他的方案。这之后他表现得平静和镇定了许多。然而不管怎么说，老老实实参与访谈，不随意打断，对他来说都十分困难。

不过看上去这也是他在学校面临的一大难题。

他不喜欢上学。每次刚一开学，他就开始数着假期什么时候到来。千辛万苦，他总算升上了八年级。但是去年他因为成绩太差而被留级，需要重读一年。

小学入学时就不那么顺利。注册入学的时候他被推荐先读一下学前班。当时的他非常贪玩，对拿着笔认真画画没什么兴趣。他只图快，所以总是在纸上乱画一通。慢慢地，"认真绘画"和"乖乖坐好，按着老师的要求画画"这两件事他总算在学前班学会了，成绩不好不坏。上小学的第一年对他来说依旧没什么意思，还是只有写字、听写和读书。而数学总让他觉得无聊，因为他比同班同学能更快地抓住其中的逻辑和重点。每当他比其他人先完成题目，他总要炫耀一番。

尽管他努力完成了学习任务，对他行为方式的抱怨却从未停止。比如他完全坐不住；在课堂上大呼小叫、打扰他人；课间时老师总要对付他，尤其是当他生气的时候，他总是愤怒地大喊大骂。他的脾气让他得不到什么好评价。

但是就算给他额外关注，依旧没什么本质上的变化。他觉得上学太无聊了，所以他有权利不好好上课。也难怪他耽误这么多节课，而且永远记不住家庭作业留了什么。对他而言，课堂测试就像玩扑克，会就答，不会就不答，他从来不会为之复习、准备。他要么忘了留了什么作业，要么就是完全没动力写作业。

上小学时，妈妈还努力通过不断打电话来获知家庭作业的内容和学校安排了哪些活动——对此她表现出了十足的耐心，而且做得很好。但是从五年级开始，罗伯特就变得"不听话"了。每天都会以一场可怕的争吵收尾。每隔一段时间，他的父母都尝试在晚饭的时候劝解他，试图跟他的理性对话。然而他只将这件事看作"责备"。就算他夏天能以最低分升入九年级，那毕业之后呢？有哪些工作是他能做的呢？

罗伯特对技术类的东西特别感兴趣，是敲敲打打、修修补补和拆解复杂电器设备的大师。跟这些事情打交道的时候，他能变得非常清醒，并且能很激动地展示他的小发明创造。他很想成为一个电力工程师。只是他要怎么当上电力工程师？凭着这么差的毕业成绩吗？

拉娜是被老师推荐到我这里来的。现在她上五年级，却没人能说清楚她在一门课上花了多少时间。每门课她至少都要耗费几个小时预习、准备。在家时她表现得很好，但是上学时就不是这样了。她不了解这个世界。其实小学阶段一切都很正常，没有任何问题。尽管她经常上课走神，但总能跟上课程，而且一步一步地，总算在班级里排上中游，一个没什么好挑剔的成绩。然而现在情况变得让她不知所措。她不仅口语课成绩是个灾难，而且她在做其他学科作业的时候脑中总是一片空白。最糟糕的是单词听写，其他人究竟是怎么记住那些可笑的单词而且还能把它们默写出来的呢？

在诊所的第一次访谈中，她的妈妈也讲述了拉娜情绪脆弱和"突然爆发"的问题。她越来越容易表现得像个"球形闪电"一样，每个家庭成员都被她的怒火波及了。家庭幸福已经岌岌可危。

珍妮弗的情况与拉娜有点儿类似。十岁的她表现得很正常，她甚至可以自己描述在学校遇到的问题："自从我上了四年级，一切都变得困难起来。我非常用功地学习，而且比我的朋友多练习二十遍可能被考到的问题。有时候这也导致我爸妈紧张兮兮的，因为他们总得打断我的过度用功，而且要想办法安抚我。"

珍妮弗的妈妈也描述了女儿难以置信的学习热情，她想咨询如何才能帮助女儿建立起自信心这一问题。女儿明显没有什么认知和思维能力的缺陷。在家的时候她一切都做得很好。妈妈尝试过在考试日前分散珍妮弗的注意力，带着她一起做点儿别的事情，让她放空大脑，不要总是去想"自己一窍不通"这件事。然而这些也没什么作用。

珍妮弗自己说："尽管我每次都好好准备，但依然每次都会考砸。于是我开始觉得自己比其他人笨。我真的很想和朋友一起考入文理中学。然而经过上次的家长日，我只能打消这个念头了。我的老师说我最多只能去普通中学。她急迫地建议我的爸妈给我减负，她认为，减负能帮助我减轻压力，不再表现得像个高压锅一样。然而我爸爸不赞同这个想法，爸爸认为一切都是学校和考试的错，因为不管我在哪个学校，我都要写作业，都要考试。无论如何我都会紧张兮兮，一切也都会变得糟糕无比。"

马蒂亚斯才八岁，却已经留级两次，因为他的读写都很差劲。因为摇晃椅子、在课堂上吵闹，他成了老师不喜欢的孩子。每次他都要在开始写作业前把铅笔削上好几次，这也导致他从来不能真正开始下笔。因此老师说："这样下去可不行。"

马蒂亚斯可以轻松地从 1 数到 100，他能计算出自己要省多久的零花钱才能买新的电脑游戏。不过这也改变不了他的想法："上学太讨厌了。"

他几乎没有朋友，课间的时候总是生气。这种事情总是发生：要么他表现得很敏感脆弱，一个人躲在角落里；要么他吵吵闹闹，完全停不下来。这也让他变得不那么讨人喜欢。他的父母每天都像经历情绪的冰火两重天，在担忧、失望、愤怒和手足无措间转换不休。情况日益恶化：上次和老师、校长谈话时，他们推荐马蒂亚斯转学去特殊学校。这正是父母带着马蒂亚斯来我这里的原因。

他爸爸说："我们就像是被人在脑袋上捶了一拳一样。我们的儿子才不是笨蛋！他比他上二年级的表哥还擅长算术。我当年也挣扎于拼写，但我依然高中毕业了。那些老师只是想要放弃他，他们只想教那些安静的小女孩。"

然而就算在家里，和马蒂亚斯相处也不是那么容易。每当对他提出要求，或向他寻求帮助，他总是表现得很生气而且直接拒绝。他的父母尝试了威胁、安慰等各种方法，甚至找了一个课后辅导老师帮他练习听写，然而这些都没什么用。

彼得还没上学。不过自从他五岁生日以来，他干什么都一路小跑。他每天都跳来跳去，寻找新的事情去做。他的妈妈经常很绝望，因为她没法打开电视机，毫无干扰地看十分钟节目。彼得可以一集接一集地看动画片，这个时候他似乎从不会觉得无聊。除此以外，彼得玩任何玩具都只能玩上几分钟。一个人的话，他什么也做不了。他的房间永远都是一团糟，所有东西都乱了套。他完全不想学习怎么整理房间，为了避免从混乱中开始新的一天，他妈妈总是在晚上帮他整理房间。她每天不仅要毫不停歇地照顾棘手的儿子，还要至少十次处理彼得和他两岁的弟弟麦克之间的打闹。在跟我的单独访谈中——没有彼得参加——她的绝望溢于言表。

她淌着泪，筋疲力尽："我一直想成为书里的模范妈妈。我尝试过每一本育儿书里的每一种方法，但是我的彼得不肯配合。我受够了，越做越错，我现在真的什么都不想做了。与此同时，我的婚姻也受到了影响。我们不停地因为孩子争吵。从几年前开始，我们之间就没有任何美好的共同经历了，总有哪里不对。因为彼得，我们几乎收不到任何邀请，我们被孤立了。其实我现在根本不想和其他妈妈们说话，她们总是喋喋不休地说我无能，说我不能好好管束、教育我们家的捣蛋鬼。

"第一个老师说，彼得在班级里总是极度活跃，不停走神，挑衅或者激怒其他孩子。他在班里总是表现得像个大哥大一样，把班级弄得乱七八糟。老师已经暗示过我，彼得不适合在这个班里，因为他超乎想象的各种行为让他完全没办法在学前班学习，他需要回到幼儿园去。那接下来开始的小学生活怎么办？入学考试这第一道障碍已经卡死了彼得，他在考试中蹦蹦跳跳，只会说自己的名字。那又能怎么办呢？健康中心的医生建议他再上一年幼儿园。然后呢？多上一年幼儿园能让他变好吗？"

罗伯特、拉娜、珍妮弗、马蒂亚斯和彼得有哪些共同之处？他们不是"垮掉的一代"的典型代表吗？彼得难道不是个被宠坏、被溺爱的小孩吗？这五个小孩给人的第一感觉都是缺乏学习动力，而且看上去好像没什么天赋。该如何解释他们不能完成任务的表现？他们只是单纯的懒惰或者行为上与众不同吗？还是说他们的家庭教育出了问题？

罗伯特、拉娜、珍妮弗、马蒂亚斯和彼得是典型的患有多动症的孩子。因为频繁遭遇的不愉快和失败，这种孩子常常难以接纳自己，也经常与他人格格不入。不过尽管他们的日常生活基本被负面经历充斥，他们依然令人惊讶地像个"不倒翁"一样不断尝试，且克服了许多困难。然而当失望像小山一样堆积在他们的脑袋上，他们早晚会被绝望和伤感彻底压垮。

在学校表现不佳，却依然取得成功
——著名的榜样们

一些名人也有着类似的学校经历：

百年一遇的天才爱因斯坦是个有着学习和注意力问题的"坏学生"。十五岁时他从文理中学退学，参加苏黎世联邦理工学院考试也名落孙山。偶然地，一位大学教授发现了他与众不同的能力，并劝说他参加高考。

爱迪生七岁时就离开了学校，他是班里成绩最差的孩子。二十一岁前，他尝试了各种工作，但都没做出什么成绩。他成功的突破点是发明了留声机和电灯泡。作为发明家，他接下来不仅仅专注于一件事情，而是偶尔同时忙于四十多个新的想法和有创意的项目。最终，他有一千多个发明专利。

温斯顿·丘吉尔上学的时候被特许在课后绕着学校跑圈，借此来发泄他过于旺盛的精力。

莫扎特被评价为没耐心、冲动、总走神、不尊重人，但也被描述成有想法、有创意、情绪化。他只有在音乐和编曲上表现得有条理，也只能在这两者上发挥他的特殊才能。

这些天才们都有着相似之处：在某些方面有特殊的才能，但这些才能在学校是用不上的；在做不喜欢的事情时无法集中注意力坚持做下去。许多名人都符合多动症诊断的标准。在经济、科学技术和演艺界也有许多类似的情况。许许多多的人在长大后取得了令人震惊的成就，获得了一致的认可和称赞，但他们在学校阶段的成绩却是惨不忍睹。许多小患者的父母都提到过他们自己的童年以及灾难一样的学生时代，而他们在自己的孩子身上又看到了同样的情况。

怀疑自己的孩子患有多动症，对这些家长来说很多时候并不是很遥远的事情。多动症孩子有时会走许多弯路，为了克服困难，他们会总结出一套平衡策略。他们的优点和多动症性格特征的积极面能帮他们走向成功。这些特征正是部分职业的前提条件，比如，他们可以成为职业经理人，同时多线处理多个问题，快速且灵活地应对问题，将创意和巨大的热情投入工作，而秘书会在这个时候帮他们处理那些重复的事务性工作。

以罗伯特的爸爸为例，对于他的职业——广播电台主持人来说，要想成功必须能够时刻高速运转，快速完成任务。他可以同时处理五件事情，只是等他回家之后，他就精疲力竭了，晚上他甚至很少能集中精力听妻子说话。所以他非常能够理解罗伯特的问题。第二次参加高考时，他以自考的形式才通过考试。在家长访谈中提及多动症诊断结果时，他脸上露出了果然如此的表情。他希望罗伯特能走一条比他当初要平坦的路。

如果现在的一些成年人在童年时期已经被确诊为多动症，他们是否就可以少走许多弯路？事实上关于"多动症成人"的研究也在一直进行。这个话题十分令人激动——尤其是对相关的家长来说——不过本书中并不涉及。

让我们再次回到罗伯特、拉娜、珍妮弗、马蒂亚斯和彼得的身上。他们不是爱因斯坦、莫扎特那样的天才，但是在发展和智力检测中他们都表现出了很好的才能和天赋，在跟他们的初次接触中，人们永远想不到他们能有这样的天赋。

在对罗伯特的天赋和能力的观察中，我们惊奇地发现：超棒的逻辑思考能力令他光芒四射。他参加的有十个单独测验的智商测试显示他有着极高的智商。刚开始罗伯特对这个测试持怀疑的态度，不过随着参与一些考验联想能力的任务，他也从不愉快变得高兴起来。为了让妈妈满意，他积极参与着。在常识测验中，他的表现甚至超过了同龄人。那么他为什么在完成学校的要求方面面临着问题呢？

研究表明，他能够很快完成自己感兴趣的、困难的任务，但是在做一些非逻辑性的、类似的、重复的工作时，他很难集中注意力整合问题。这种情况下，他通常为了能够迅速"马马虎虎"完成任务，做得急匆匆、不细致，而安静不下来这一点更是给这种行为火上浇油。

因为他在上课时总是开小差，还忘记作业留了什么，他的学习总是出不了成果。他看不到跳出"失望—负面评价—失望"这个恶性循环的出路。

除了才能，成功还需要什么？

只有才能明显不能取得成功。为了发挥才能，我们需要：

◎ 良好的学习动机；

◎ 足够的注意力和耐心；

◎ 充分的支持；

◎ 稳定的情绪；

◎ 创造力、想象力和新想法。

才能：生活中成功的支柱之一就是人们"与生俱来"的才能。不同的人才能也各不相同，但是每种才能都可以指向成功，不管是知识、艺术、技术还是其他类的才能，都是一样的。

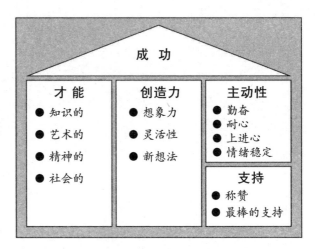

创造力：成功的第二个支柱是创造力。这与人们在哪一领域有才能并无关系，在每个领域人们都可以发挥自己的想象力来创造，但主要表现在他们有才能的那个领域。

主动性、支持：动力支柱是生活中成功的第三个支柱。每个人都会通过自我激励来发挥主动性——比如，勤奋、耐心和上进心。但是为了持续激励自己，他们需要保持情绪的稳定。这也就需要得到外部的支持——从他们身边的人那里。

多动症孩子成年以后也有可能获得成功。与其他人一样，这些孩子在不同的领域有着各异的才能。大多数多动症儿童的创造力显得尤为突出，他们喷涌着想象力和新想法。他们其

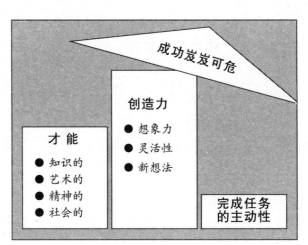

至还有很强的主动性，不过只针对他们真正感兴趣的事情。而他们完成外部（来自父母、老师等）派发的任务时就明显动力不足，困难也由此而来。为了让多动症儿童完成日常任务，每天和他打交道的所有人都需要给予他鼓励和支持。

罗伯特和他的父母都从我们的治疗项目（优化思维方案）中采纳并实践了许多内容。罗伯特也由此学会了更好地学习和管理自己。他虽然历经波折，但总算从十年级毕业并且在夜间文理学校完成了高等专科学校的学习。他那埋藏起来的、去大学学习并成为电力工程师的目标正离他越来越近。

对他而言，这一切并不容易。在这一过程中他也遭遇着否定自己的"循环"以及对学校丧失兴趣。但是在治疗过程中，他的新老师帮助他相信自己的能力，激励他努力去做那些不喜欢的事情。就这样，罗伯特在自然科学专业课上表现出了超乎寻常的上进心，得到了"1"或者"2"的成绩。

如果多动症早在小学甚至小学入学前就被诊断出来的话，罗伯特也许能少走许多弯路，少受许多情感上的伤害。不过对于他和他的父母来说，纠结这一点也没什么用。他们想要将自己的经验传授给其他人且非常热心地投入了多动症孩子家长自助会。许多不知所措的父母都觉得这是个很好的平台，他们在这里获取了许多帮助自己了解多动症信息的方法，并迈出了重要的一步：了解优化思维方案以及向专家求助。

每个孩子都面临着学业问题。对于成绩不佳的孩子来说，没人喜欢听到"失败者"这个词。每个孩子渴望——不管他们生来被赋予了哪方面的才能——探索未知、征服世界、开阔视野。没有孩子生来就想当个"垮掉的"人。因此有必要探寻其在学习、行为和个人发展上出现困难的原因，以免孩子对学习丧失兴趣，走向绝望的歧路。

您可以通过本书了解多动症世界的特殊性。我们会向您展示多动症的诊断条件和标准，并为您提供帮助和指导。由此我们也要建议您，研究孩子的天赋和发展潜力，使得多动症对孩子来说不仅不再意味着灾难，而且可以促进个人的发展和成功。

您将会意识到，作为一个多动症孩子的家长、老师或治疗师，您将能为他的人生道路提供多么大的帮助。仅仅是一点点理解，有时就已经能提供不少帮助了。

多动症孩子与他的团队
——团结就是力量

尚未被确诊为多动症的多动症孩子会感到孤单。没有人理解他们，因为人们总是误解他们的行为，且错误地对待他们。如此一来，多动症孩子早晚会觉得全世界都是敌人。接着，他们就开始怀疑自己。因为他们每天听来听去都只能听到一句话："你好像哪里不正常。"自然，早晚有一天他们自己也会觉得，自己哪里不太正常。

在这种恶性循环中，他们的强项也难以得到发挥。因此对于多动症孩子来说只有一条出路——他们需要一个强大的团队：

» 一个了解多动症的团队；

» 一个能够提携多动症孩子的团队；

» 一个相信且愿意帮助多动症孩子厘清思路的团队；

» 一个了解多动症孩子强项且愿意提供支持的团队。

所有多动症孩子的陪伴者们都属于这个团队：父母、家庭教育者、老师、儿科医生、兄弟姐妹，以及其他常与多动症孩子相处的人。

这个团队思想也正是我们优化思维方案的基石。

优化思维方案是一个训练项目，其核心是多动症孩子，内容也包含给团队成员的单独单元。

等您阅读了我们专业团队帮助前面提到的孩子们的事例，您就会马上知道每个团队成员都激情投入有多么重要——接下来请看团队赛车事例。

请您将马克思和朱尔想象成赛车手：

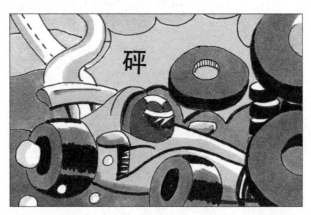

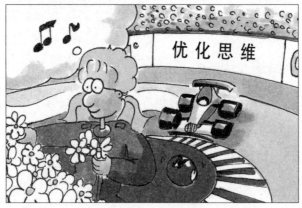

马克思为了更快地抵达目的地，总是喜欢从沙砾路上抄近道。他的脚几乎总是踩在油门上，基本不踩刹车。他没什么耐心，也不擅长做计划。

朱尔磨磨蹭蹭，赛车途中总是停到路边采花。这个时候她就忘了其他所有的事情，更是很早就将比赛这件事抛到脑后了。

不过两个孩子无论如何都是有赛车才能的。然而只有在被团队支持和不断照顾的情况下，马克思和朱尔才能发挥自己的才能。

没有赛车手不需要一个运转良好的队伍，单靠自己就能取得胜利。每个人都明白这个道理。同样，多动症孩子只有在一个超棒团队的帮助下才能抵达成功的彼岸，否则他们只会停在半路，原地踏步。

我们的优化思维方案为多动症孩子的团队成员提供构建一个超棒团队所需的计划和充分的指导。如果团队成员都坚持不懈地根据优化思维方案行动，他们就能为多动症孩子提供足够的帮助，让其充分发挥个人能力和天赋，并走向成功。而对多动症的基本了解则是成功运用优化思维方案的前提。在正式进入优化思维方案前，请您先学习所需的基本条件。在第二章至第四章您将学习如何理解多动症，以及该如何正确地对待多动症孩子。

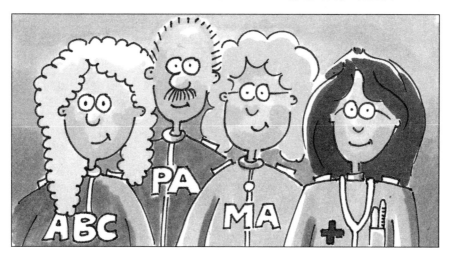

对战多动症的团队：父母、老师、儿科医生

重点小结

◎ 坐不住的孩子（伴有多动症状的多动症孩子）行为不受控制、易冲动且难以预判，令他人厌烦。

◎ 想入非非的孩子（不伴有多动症状的多动症孩子）总是神游天外，从而为完成任务带来重重困难。

◎ 两种孩子都面临着困境，因为他们身边的人不理解他们，也不知道该如何对待他们。

◎ 两种孩子都想做到最好，然而因为多动症，他们难以在没有帮助的情况下完成自己想做的事情，即使他们非常聪明。

◎ 只有在孩子身边的人组成一个强大的团队，支持他们，多动症孩子才能成功。为多动症孩子及其团队成员设计的培训项目——优化思维方案正是以这种团队思维为基础。

3

伪装背后的一窥

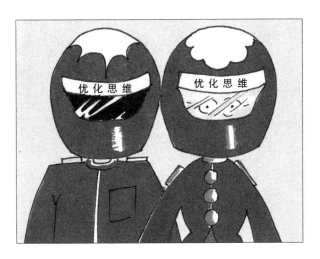

» 多动症孩子的多动行为只是一种表象，掩盖了真实的品质。

» 多动症孩子有哪些天赋、能力和强项？

» 多动症有哪十个主要症状？

» 通过哪些检查和测试可以确诊多动症？

多动症背后隐藏着什么？

多动症的伪装

要正确理解多动症和多动症孩子，我们应该看看多动症有哪些伪装。将多动症孩子的行为吵闹、过度活跃、耐心匮乏、难以集中精力等表现简单总结为"坐不住的孩子""想入非非的孩子"或者"调皮捣蛋鬼"等词语是远远不够的。自1847年神经科医生霍夫曼博士的《蓬头彼得》出版以来，我们已经对此进行了许多学习和研究。

我们见到的大多数多动症孩子和其家庭已经经历了一系列波折，他们看过许多医生，做过不少咨询，有时候甚至已经被贴上多种诊断的标签。他们有行为障碍吗？是教育失败的产物吗？生病了吗？是笨蛋吗？或者是懒虫吗？为什么对他们行为的评价会如此不同？

许多父母对老师给出的评价持不同意见，因为他们完全不知道自己的孩子在幼儿园或学校是什么样的。孩子的举止有可能表现得如此不同吗？为什么幼儿园老师为即将到来的小学入学考试忧心忡忡，极力推荐他们尽快进行游戏治疗？他们的孩子根本没疯，也不是笨蛋！他们需要跟着一起陷入担忧还是直接忽视老师的意见？

妮可的父母也想问类似的问题。妮可是独生女，为了让她尽早和同龄孩子接触，她在两岁半时就被送到一个小型私人幼儿园。父母很喜欢那里安静的环境，对只有十个孩子的小型班级和能力突出、和蔼友善的幼儿园老师也非常满意。

妮可刚开始能很好地熟悉环境，没受到和父母分开的影响，然而她需要老师一直跟自己沟通，和其他小朋友完全处不来。所有人都充满耐心，给她这个独生女时间去适应环境，学习如何和其他人来往。然而随着时间的推移，情况不仅没有好转，反而日益恶化。她总是惹怒他人，非常好斗，打、抓、挠其他孩子，永远不会谦让。如果她不能和老师单独玩耍，她就会用尖叫、咆哮来吸引注意力。

老师这样评价妮可："她永远在运动，毫无目的地喊叫、跑跳。她看到一个玩具，拿起来玩几秒钟，就远远扔到一边。只有在跟我玩掷骰子的时候，她才能全情投入。而且玩的过程中我还得让她赢才行，否则又是一出闹剧。特别是在团队里玩耍，需要遵守游戏规则的时候，她表现得就跟个怪物一样。"

妮可的妈妈则这样描述："她永远在跟其他孩子争吵，根本不知道自己的行为有多糟糕。如果妮可哪天不去上学，其他孩子可能会很高兴。她也能察觉到他人的冷淡拒绝，并给予更加暴躁激烈的回应。尽管没有朋友，她还是想每天下午跟某个小朋友玩耍。我已经承受不了这种失望了——没有人想邀请她！我们已经给了她很多帮助，给她讲解和他人玩耍的规则，然而似乎一点儿用都没有。她根本就不听。我们已经走到穷途末路了。

"每月一次的父母之夜也变得越来越像个'问题妮可批斗会'。我们已经完全不想参加了，完全就是个刑场。妮可上周都干了些什么？我们承受着很大的压力，没有尽头地参加各种教育咨询，想帮妮可寻找治疗师。

"但是我们很难理解他人的抱怨。在家的时候，我们一点儿不觉得妮可难以相处。虽然她有时候有点儿野蛮、太过兴奋，但是只要我们跟她玩些她会的东西，她都能参与得很好。偶尔在下午负责照顾妮可的保姆也从未抱怨过她。不过尽管根据我们的家庭情况来看没必要送她去上学，我们还是让她去幼儿园了。"

他们参加的五堂治疗课则给出了下列结果：

妮可是个可爱的小姑娘，玩耍行为习惯与年龄相符。

为了让她学会怎么和其他小朋友更好地相处，医生为她推荐了小规模的精神运动练习治疗。

看上去主要问题是她的情绪不够稳定。

妮可妈妈说："治疗师认为我作为妈妈应该牺牲部分工作来帮妮可获得安全感。为了更好地扮演妮可妈妈这一角色，我定期去接受咨询。

"为了不忽略孩子的需求，我们遵循了治疗师的意见。但六个月后，什么变化也没有。我们觉得自己在进行咨询的时候根本不被理解。我们作为父母的关系和角色总是出问题。我们跟咨询师沟通不到点子上，于是我们就不再去了。

"妮可很喜欢参加精神运动课，因为她能尝试新的运动、游戏或者有趣的玩具。但是我们从治疗师那里也听到了许多和幼儿园老师们一样的抱怨。妮可天生就会破坏正常规则的进程，她只想玩游戏，得到她想要的，而不愿意跟着指示走。

"慢慢地,我们越来越担忧。我们要怎么教她学会自我控制,不要总是如此固执,而要学会遵从团队里的规则?上一次在儿科医生那里进行的预防治疗也被她彻头彻尾地破坏了,除了勉强参加听力测试,她拒绝了所有其他内容。我们继续尝试了许多建议,比如针对她的饮食控制和针灸电疗,但是在她身上什么都不起作用。

"现在我们找到了您,希望听听您的意见。妮可真的过度活跃吗?她是不是有什么发育问题?因为她跟其他幼儿园里的同龄小姑娘不同,她完全没兴趣画画、书写。我们该怎么为马上到来的入学考试做准备啊?"

再来看看尼克的例子:

尼克的父母和老师都彻底束手无策了。他虽然才上学三个月,却已经成了班里"害群之马"一样的局外人。老师这么描述他一天中的典型片段:

"尼克早上来学校的时候手里似乎总是拿着什么玩具,比如,他妈妈不管怎么努力,都没法从他手里要走纸飞机。他十分任性,坚持要拿着纸飞机。开始上课后他还是不停地玩玩具,完全不理会我在课堂上的指示和要求。如果有人在他进入教室的时候把他手里的玩具拿走,他马上就去做别的不相关的事情,而且言语上会表现得十分有攻击性。

"他永远都学不会遵守课堂纪律。当别人尽力想激励他学习的时候,他的注意力也只能持续短短一瞬间,他马上就会找到别的他更感兴趣的事情,比如,写作业的时候他总是痴迷于笔的颜色,不停地换来换去,擦来擦去。上课的时候他似乎永远心不在焉。不过他在物种课上的表现倒是令人惊奇。如果课程跟动物有关系,他相关的知识量就让人刮目相看。他甚至还会积极参与课程,将笔啊、纸飞机啊丢到一旁。对他这个年纪的孩子来说，他的表达能力很好，但是他身上怎么会有如此不同的两种行为呢？

"他任性的行为不仅让我陷入深深怀疑，也让其他同学不喜欢他。他在拥挤的操场上永远不会谦让，总是激怒他人，挑衅其他孩子。他生气的时候会完全忘记规矩的存在。"

自收养三个月大的尼克以来，他的父母一直很努力地照顾他。他们真的很不快乐，因为在教育过程中似乎一切都不顺利。许多被证明有用的建议在尼克身上也起不了什么作用。他永远都倔强、固执，而且不能哪怕一次在早上准时起床，自己穿衣服，按时抵达学校。妈妈必须每天提前一小时喊他起床，还要被他无休止地抱怨。但是如果妈妈不帮他，不指挥他二十遍：洗脸、穿裤子、刷牙等，尼克可能两个小时后依然穿着睡衣，在浴室或者卧室里被他觉得比穿衣服更有趣的事情带跑偏。如果家长终于忍不了了，开始抱怨、吵他、吼他，事情就更加一发不可收拾了。这是父母的过错吗？因为他们早期总是什么都替尼克做好，过度溺爱他？

您已经知道马克思了。虽然他的早晨不像尼克那么糟糕，但正常地吃一顿早饭、准时抵达学校之类的事也只能在梦里想想。多数时候，妈妈必须调解他和姐姐激烈的争吵，几乎每天都要换个桌垫、清理被打翻的橙汁。马克思总想第一个去拿香肠，也不注意桌子上满满当当的玻璃杯。啊！又发生了！他爸爸已经教育他上百遍怎么取用食物：应该礼貌地询问，然后耐心等待盘子被送到他够得到的位置。然而对于马克思来说，他总是第一时间动手，做出反应后他才会想起爸爸的教导，而那时候已经太晚了。

马克思现在上二年级。对他来说，放假之后再回到学校遵守规则，老老实实待在椅子上简直难如登天。今天在课上玩算术游戏的时候他总要第一时间喊出答案。尽管老师劝告了他三次别这么做，他还是控制不了自己。他觉得一切都不对，凭什么他要在课上就这么等着。在下一堂课——音乐课上，他应该聆听，并跟着曲子唱和声。这可真是太无聊了！他扭来扭去，拉扯彼得的毛衣，在教室里乱扔小纸片，一个劲儿搞怪，直到老师喊他"停下来"。他又一次没能好好上完一节课。

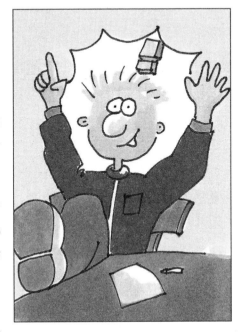

在这个时候他还不知道，他在课堂上捣乱会带来什么后果。上一次父母被叫到学校谈话之后，家里的气氛就是雷电交加，他还被禁止看电视。马克思保证，自己不会再让父母失望，会好好努力，认真上课。

为什么马克思就是做不到呢？他是特别喜欢惹老师生气吗？为什么他总是如此冲动、草率，不能三思而后行呢？就算再慢，他也应该已经学会了呀！

马可在学校也过得不那么容易。他第一学期的期末评价就足以说明一切：

"马可非常乐于助人，他很喜欢帮同学做一些需要动手操作的事情。

短时间内他做作业完全没什么问题，然而面对复杂的问题，他需要得到额外激励。面临需要花费精力的作业时他总是容易分心。因为他表达欲过于强烈，对他来说参加一场有秩序的谈话就非常困难，他还要学习控制自己的表达欲望。和其他孩子合作的时候，马可总想扮演指挥者的角色，然而这样并不是每次都行得通……"

马可的妈妈感到非常不安。在幼儿园的时候，马可的老师还经常表扬他，因为他总有很棒的关于游戏的想法。老师曾经一直觉得马可十分聪明，求知欲旺盛。但是现在呢？他在家几乎对所有要求都说"不"——从刷牙到做作业；一天总是在不停地争吵。他永远需要被人高压管制，总是不自觉；一个小小的要求就让他不高兴、愤怒甚至哭闹；对所有事情都要狡辩不休。为什么他这么容易受刺激，经常充满攻击性？

朱尔现在上四年级，她有着完全不同的问题。她不像马克思或者马可那样躁动不安。她格外安静，有时候还表现得战战兢兢、不相信自己："我说的话大多数时候都蠢透了！"根据老师的反馈，她在课堂上总是想入非非，神游天外。

父母十分担忧："自从三年级以来，随堂测验就让朱尔对上学过分紧张，乃至肚子疼。很多时候只是看一眼数学考试卷就会发生这样的事情——试卷让她眼前发黑。甚至她在家里已经掌握了的内容也会不知所踪，她又分不清到底是 5 还是 6 了。"

朱尔已经完全不能看到试卷了，她只能看见不满意的老师和失望的父母的脸飘在眼前。看见这幅画面，感受到他们带着的情绪，几乎一道计算题也进不了她的大脑。为什么朱尔精神上如此不稳定，如此健忘？

根据对妮可、尼克、马克思、马可和朱尔的描述来看，他们极其棘手的行为方式总是最先被人注意到的，比如坐不住、混乱、情绪激动、毫不顾忌他人、容易变得无聊、对学习没有干劲、做事情笨拙、丢三落四、健忘、缺乏耐心、吵闹……

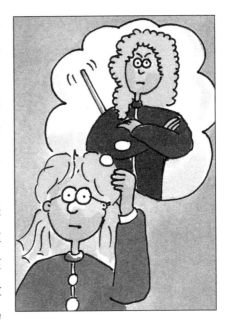

这种描述对于多动症孩子来说很典型。妮可、尼克、马克思和马可这样的孩子很容易被视为"坐不住的孩子"和"调皮鬼"，他们的家长在教育过程中也饱受他人的质疑。"行为面具"，也就是表面上显示出的行为，导致了许多这种过早的评估。行为上的突出点表现为多种形态，有弱有强，个体各异，不过各种形态都会带来相似的反馈：

> » 老师的抱怨；

> » 要求更多、更好的家庭教育；

> » 需要在学校增加练习的压力；

> » 家长的茫然无措和绝望；

> » 有时候还因为过度反应而带来良心上的谴责；

> » 被团体孤立。

如果人们只注意外在的表现形式和行为的古怪异常之处，那么他们很快就会呼吁，孩子需要更好的学校教育，孩子父母的能力需要提高。遗憾的是，很多专业人士也只停留在这么肤浅的层面，忘记了向深层观察、将多动症的诊断纳入斟酌考量。

比如，妮可的父母就体会到了他们作为父母会如何被人质问。在游戏咨询中，妮可的表现并没什么毛病，因为她与治疗医生处于"一对一"的环境中，而且不用

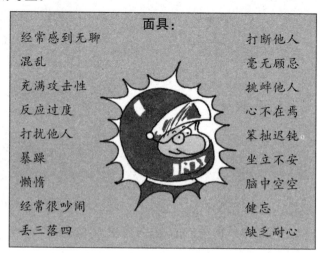

面具：

经常感到无聊　　　打断他人

混乱　　　　　　毫无顾忌

充满攻击性　　　挑衅他人

反应过度　　　　心不在焉

打扰他人　　　　笨拙迟钝

暴躁　　　　　　坐立不安

懒惰　　　　　　脑中空空

经常很吵闹　　　健忘

丢三落四　　　　缺乏耐心

完成什么需要努力的任务。这一点对于多动症孩子来说也比较典型：在与一位成人进行密切沟通，或者与一个孩子玩某种新游戏的时候，他们能集中精力，充满干劲，表现得活泼可爱。对他们来说，这时候发挥自己的直觉、聪慧和想象力都是可行的，因为能导致他们走神的诱惑很少，他们可以好好了解自己所处的环境和情况。这也是妮可在咨询师那里表现得和在家、在幼儿园完全不同的原因。

治疗医生也给出了相应的评估："妮可是个可爱的小姑娘，玩耍行为习惯与年龄相符。"相较于在熟悉的环境中，或者被保姆贴心照顾的条件下，妮可易于走神、行事冲动和过度活跃的问题在团队活动时和对她而言有"刺激性"的环境中表现得更为明显。

在评估中，这些孩子积极的方面多数都处于隐藏状态。很多人只看到他们在团队活动和学校里表现出大量困难的、夸张的、有传染力的行为，而且选错了对待他们的方式。简单地说，从这些让人讨厌的表面行为来观察这些孩子，就仿佛在透过磨砂玻璃看人。你只能看见模糊的、自己脑补的形象。性格的特别之处，以及行为背后的原因和前提都还藏在阴影中。

古怪行为的原因以及可能存在的发育缺陷可能会在信息处理过程中的特殊之处找到答案。因此人们只有先通过药物改善孩子的新陈代谢（详见第十章）之后，才能真正了解一些藏在多动症面具之后的孩子，才能看到他们的个人才能以及强项。对于明显患有多动症的孩子，药物并不会改变他们的性格，只会干预他们集中注意力的能力，提高他们处理信息的能力。这样他们才可能有针对性地处理外部刺激，同时更好地发育成长。如此一来他们几乎能与没有多动症的孩子一样，获得施展才能的机会。

不仅仅是我们，还有那些百年来治疗多动症孩子、陪伴他们成长发育的医生们，都热忱地希望"了解点儿什么"，热情地观察着这些孩子的创造力、想象力和敏感性。正是有了这些人的存在，人们对于藏在多动症背后的知识才多了些了解。

多动症面具背后一瞥

我们通过神经生物学和心理学的研究和测试，增进了对多动症的了解，并对多动症孩子的做事风格、才能、个人强项和弱项，以及行为方式的起因有了更深入的认识。

在研究中我们理解了许多家长和老师的描述。当这些孩子遇到需要倾听或者认真观察的任务时，马虎、冲动、匆忙的做事风格占据上风。孩子也由此犯下许多"马虎"的错误，表现得毫无条理、易于生气和失望。外部

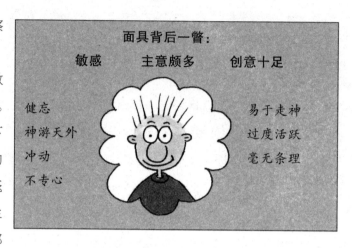

面具背后一瞥：

敏感　　主意颇多　　创意十足

健忘　　　　　　　　　　　　易于走神
神游天外　　　　　　　　　　过度活跃
冲动　　　　　　　　　　　　毫无条理
不专心

的刺激越多，孩子的注意力越容易跑偏。这也难怪孩子们难以正确接收信息，经常遗忘。于是他们神游天外、盯着空气想入非非，磨洋工，或者坐立不安。他们大部分时候搞不明白细节和信号，从而做出错误反应。糟糕的学习成绩这一齿轮也越转越快。于是，对他们而言，最简单的反应就是直接躲开或者拒绝要求。

尽管有着如此匆忙的做事风格，这些孩子的发育测试依然取得了令人惊讶的成绩。他们通常在总结逻辑共同点上表现得非常棒。他们能够快速地、充满创意地完成任务。如果有他们特别喜欢的事情，他们的热情之火就永不停歇，他们会表现出令父母惊讶的能力。

虽然朱尔总是神游天外，又很迟钝，还常常在作业上得到5分或者更低的评价，她却绝不是笨蛋，她甚至在研究历史、记忆历史信息、画历史漫画上极有天赋，不过这种才能在学校却几乎很难被发掘和认可。

您已经读过妮可父母对她的描述了，对她做出诊断真的很不容易。在

神经检查和发育测试中，她父母描述的任性妄为的确压倒性地表现了出来。只要不是她自己提出的玩耍项目，她就毫无兴趣。

第一次见面的时候，妮可有些害羞和胆怯，小心翼翼地坐在爸爸旁边。接下来的谈话中她想表达自己的意愿，制定并操纵流程。值得注意的是她那极为匮乏的耐心和装了马达一样坐立不安的表现。她很会在访谈中打断妈妈，或者有时候通过挑衅行为来吸引注意力。比如，她会拿着笔在桌子上乱画，或者把妈妈的纸巾撕得满屋都是，或者大声嚷嚷着要吃饭。大人只能靠着满腔包容和激励措施才勉强保持住她参与测试任务的兴趣。

另外，她在画画时也表现出了这点：有一幅画她不喜欢，于是她马上就把它撕成了碎片。检查之后，妮可被诊断为患有伴有多动症状的多动症。

妮可的发育数据和心理研究测试更是符合多动症的特点：她在不同领域中的差异波动极大。

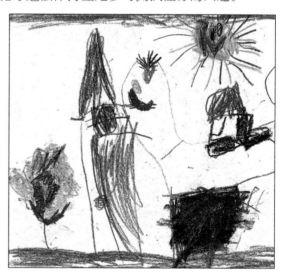

» 在思想发育（也被称为认知发育）及联想能力上，她的水平符合同龄人标准；

» 相反的，在多线处理和集中精力等需要倾听和观察才能完成的项目中，她表现出的水平极低。她能竖耳倾听和认真观看的时间都极短，导致她错过了大部分信息。接着她干脆放弃，开始开小差、走神，因为她已经意识到了她完不成任务。她最喜欢自己每回答一个问题，都能得到"做对了"的即时反馈。除此以外，她更是直接拒绝参与需要戴耳机进行的专注力测试；

》神经测试倒是没被取消，但是她在进行平衡反应以及和有针对性的协调运动相关的项目时都表现得有些不安。在绘画中就体现出了这点，她局促不安地抓着笔，一笔一笔很不熟练地绘画。

在一系列频繁的说明性访谈之后我们开始（也是在优化思维方案的框架下）使用刺激剂进行药物治疗。短短一周后，所有认识妮可的人都感受到她难以置信的巨大变化：她能够安静下来玩耍；她人生第一次表现出了对拼图和学校课本的兴趣；吃饭的时候，至少在吃晚饭之前都能老实地坐着；更好地倾听；能汇报自己在幼儿园的成绩。最重要的是她能够控制住自己易怒的脾气。幼儿园老师完全不知道该怎么形容这奇迹般的变化。尽管在和别人玩耍时依然有摩擦，但妮可已经逐渐学着考虑他人的感受、融入群体。

随着专心程度的提高，妮可甚至在绘画上表现出了新的优点。右边的画是她治疗开始的一个月后送给我的。

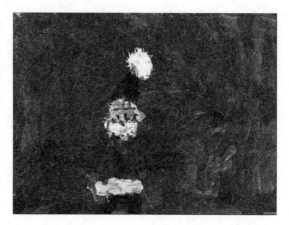

让妮可特别骄傲的是，她没有把水彩混成脏兮兮的一团，而是很棒地控制住了

画笔，让人能认出来那是圣诞老人。

现在她的父母和幼儿园老师都能隐约察觉到她的兴趣和那些曾经被隐藏、现在释放出来的闪光点。治疗带来的令人感动的变化以及她积极的发育，让注册入学不再是块绊脚石。当然妮可还在接受指导，试图改善自己精力过剩的情况。此外，现在她完全可以听从老师的指示，在家可以和父母一起练习遵守规则。像其他幼儿园孩子一样，她努力学习着这些重要的内容。

当尼克又做了超出常人想象的恶作剧，或者因为犯了错，让父母在学校不得不听别人一通抱怨的时候，他回到家里总是一片"雷电交加"。尽管才八岁，他已经把学校、邻居、足球协会里的友谊都给折腾没了。他脑子里总是蹦出一些没人喜欢的恶作剧，把自己弄成"小罪犯"一类的角色。

他的父母尝试了一切办法去控制他难以理喻的行为，同时控制自己的怒火，然而好言相劝、软禁、禁止看电视等方法都没什么用。他妈妈讲道："上周尼克在足球训练中途被踢出来，因为他把别人的运动鞋扔到水池里面去了。足球教练很看重他，因为他是个很棒的球员，比赛中总能想尽一切办法进球，然而他的行为太过分了！在狂欢节的时候，尼克和两个大点儿的孩子一起想出了将爆竹扔到鸡舍里这个馊主意。他们只想看看鸡会有什么反应。鸡当然是被吓到了，四处乱跑，这个过程中一只鸡受伤了。可以理解，农夫极其生气地叫来了警察。

"因为尼克的恶作剧，我们总是疲于奔命，神经紧绷。很多事情都是以一场激烈的争吵收尾。在家里，尼克多数时候能反应过来自己干了什么，他也会觉得很抱歉。但是在学校或和其他人在一起的时候他会戴上'冷酷'的面具，一副什么都不在乎的样子。他甚至还会表现得放肆又无理取闹。"

对于多动症孩子来说，这种戏码和灾难不可谓不典型。他们总是在不停地寻找能带来"新鲜感"的东西，不断体验新事物，并第一时间实践自己的荒诞想法。他们永远不会三思而后行，也绝不考虑会有什么后果。冲动和兴奋关掉了每一个能控制自己的开关。而事情已经又发生了！这些孩子们也不会害怕，还特别喜欢尝试能让别人瞠目结舌的事，比如，玩火、抽烟、喝酒、进行试胆游戏，等等。这让他们把自己变成了没人喜欢的角色。真正的原因被掩盖在这些夸张的行为之下——也就是尝试新事物、追求刺激。通常情况下，这些孩子被看作在故意伤害他人。

在更多关于他不慎重行为的访谈和讲解中，尼克画了两幅画来描述自己：

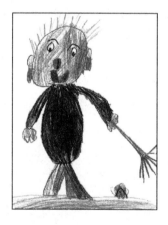 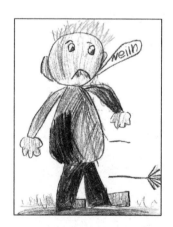

"我经常生自己的气。很多情况下，我都觉得自己身体里住着两个人——'好人'和'坏人'。我自己根本来不及在两个人之间做选择，坏人总是快一步。妈妈过生日的时候，我想用她最喜欢的花给她一个特别的惊喜。而想要买一束漂亮的花，我至少得攒三周的零花钱，我绝对做不到。通常情况下我只能攒一天，第二天就去小卖部买甜食或者漫画书了。再说了，我是妈妈生日早上才想出来送花这个主意的，我也没时间攒钱。我看到后花园里的郁金香，风风火火拔了些出来——坏人又一次占据上风，我又输了。因为花的根茎破烂、参差不齐，妈妈当然能猜到它们是从哪里来的。这种情况老是在我身上发生。我想到一个什么好主意，就得马上把它付诸实践，于是我总是把事情搞砸。"

在关于尼克自发性和无计划行为的阐述中，他和父母都发现了这两者间的关联。他的冲动和层出不穷的新主意都需要被管束，他做恶作剧的出发点其实并不是坏的，只是为了好玩，为了体验新事物，或者为了放松。

因此我们构造了一个"导演"，一个"看守人"。

根据"看守人"的任务，尼克学着控制自己的冲动和主意。他只需要在做每件事之前，都用两分钟时间思考这个决定的对错，这样他学会了慢慢掌控自己的冲动。

通过给自己等候时间，他的许多突发情况也有了其他解决办法。给妈妈的礼物并不一定必须是花朵，尼克可以充满创造性地给妈妈惊喜，比如送给妈妈一个自制的可以随时使用的兑换券，使用了它，尼克会保证自己去扔垃圾或者从地下室帮忙拿水瓶。

随着尼克学会了在体内的"好人"和"坏人"之间权衡，他也感受到了生活中越来越多的惊喜。他的个人价值感得到了提高，他不仅仅是个"调皮鬼"，他的内心现在正慢慢朝着平静走去。他在感知世界里不再只在兴奋或者绝望的极端情绪中摇摆，他学会了认识自己的优点和缺点。每天的生活不再只有无穷无尽的争吵和负面情绪，现在尼克的父母甚至可以和他一起制订、完成计划，家庭生活变得很愉快。这些新变化可能并不是通过尼克自己完成的，他父母的支持也起了很大作用。

多动症十种最主要的症状

我们对每个孩子进行单独的发育和能力测试时发现，正如在其他疾病和障碍诊断中也会发生的一样，多动症的表现呈现多种等级，而不同的外在表现又有着相似之处，引导我们诊断出"伴有多动症状或者不伴有多动症状的多动症"。

下面汇总了多动症的十种最主要症状：

（1）注意力不集中，易走神

注意力分散

兴趣易于转移

（2）过度活跃或者想入非非

永远在动

白日做梦，神游天外

（3）冲动

做事不加思考

想到什么，立刻就做

不会等待

（4）健忘，短时记忆极差

健忘，特别是日常琐事

记不住不能带来愉悦感的事情

总是丢东西

（5）表现得糊涂、混乱

很少有全局观及自我组织能力

（6）难以遵守规则

任性

只做自己想做的事情

无休止地狡辩

（7）行动能力差

不看大局，缺乏策略感

很难着手开始一项任务，总在拖延

（8）易受他人情绪感染，情绪起伏大

易于被他人情绪感染，过度兴奋，或者极度悲伤

情绪仿佛是个不倒翁：忘得快，会掩盖失望

（9）自我价值感缺失

表现得像个乐观的人或者小丑，实际上内心很敏感

（10）社会行为通常是个灾难

缺乏对自我和他人的认知

很难融入团队

易变为局外人

除此以外，还存在其他可能的外在表现，也就是由感知处理障碍带来的学习和发育问题，比如：

» 伴有运动技能（文字、平衡、调准）问题的显著身体感知问题；

» 伴有读写问题的视觉感知问题；

» 伴有语言发展、语言处理或者正确书写障碍的听觉感知问题。

如果有这个意愿，您可以在寻求专业人士帮助前先自测一下您的孩子是否有以上症状。在本书末尾，您可以找到优化思维方案清单：两个检查表——一个适用于学龄前儿童，一个适用于学龄儿童。

越多栏目被勾选为"经常"，多动症就越有可能是导致孩子种种古怪行为的罪魁祸首。不过这绝不是真正的诊断。您只能将该检查表作为一个参考和启发，而不能替代专业人士详细的检查和测试。只有了解如何诊断伴有发育问题的多动症的专业人士，才能帮助您解读孩子的种种古怪行为。多动症的正确诊断是寻求进一步帮助的开始和前提。

诊断之路

朱尔和马克思虽然很不一样，但他们有一个共同的问题：注意力缺陷。这将他们带上了寻求诊断的道路。许多人，特别是照顾孩子的人，都觉得那些标志性的多动症状——注意力分散、冲动、不安静、想入非非，以及其他的古怪行为——并不陌生。幸运的是，并不是所有孩子都患有多动症。但是人们要怎样将多动症孩子和所谓的"过于兴奋和活泼的青少年""淘气包""话痨"区分开？

"过于兴奋和活泼"属于什么？多动症的神经生物症状又从哪里开始？

确诊取决于孩子的全貌——一张由多块碎片拼出的完整图画：

» 迄今为止的生活经历；

» 不同情况下的行为；

» 每一步发育的时间和方式；

» 执行任务时的计划；

» 心理测试的结果；

» 神经和身体检查，以及额外的神经心理检查、脑电图测量、电位检测。

世界上不存在任何能够单独完成多动症诊断的检测。就连脑电图、视频录制、单独的心理测试也只是完整拼图中的一块碎片。多动症的确诊之路就像一个拼图游戏，要从多个不同角度合力拼凑出结果。不应仓促地根据孩子的行为做出草率判断，而是通过找齐拼图的多个方块来拼出真正的完整图画，成年人才能在正确的基础上做出诊断，而且据此制定个性化治疗方案。在走向正确确诊的途中，许多歧路都给多动症带来了"时尚病"的坏名声，也导致那些调皮的、学习兴趣匮乏的孩子们被误诊。与此同时，这种发育问题也曾被归罪于其他错误原因。

的确，通过访谈、测试、检查来深入理解发育和行为的古怪之处，并完成多动症的确诊是非常有必要的。然而在此过程中，了解孩子的强项和才能同样至关重要。我们能够由此认识到孩子的个性及独特的能力结构，探索孩子在哪种方式下能够更好地学习，发掘哪条道路能够帮助他弥补注意力缺陷这一短板。

多动症的确诊并不意味着一定要进行治疗，在诊断阶段结束时，涉及的孩子和家长会共同讨论哪种帮助方式能够起到作用（详情请看第六章和第七章）。

迄今为止的生活经历

和其他疾病一样，多动症的诊断开始于了解过去发生的事情。关于出生、发育过程、其他危险事项、病史，以及孩子在不同情况下的行为等的访谈是第一步，也是打开诊断之门的钥匙。下面，我们将为您展示由孩子、父母的描述，以及部分老师、医生们的评价所构成的展示孩子强项和弱项的日常生活画面：

» 行为上的古怪之处如何带来长久的消极影响，最终损害家庭生活、友谊、学习成绩，以及感官世界的发展？

» 会给未来带来哪些忧虑？

» 会如何影响家庭生活和学校生活？

» 哪些方案、教育方式和治疗方法已经被尝试过了？

玛蕾娜（六岁）的父母描述：

"我们期盼着玛蕾娜的到来。在妊娠阶段我们就很积极地适应自己作为父母的新角色。怀孕和生产都和计划的一模一样，没什么意外情况。然而成为新手父母才一个月，我们已经举步维艰——玛蕾娜是个哭闹不休的孩子，几乎安静不下来。我们得抱着她走来走去数个小时，度过无数个不眠之夜，怀疑自己跟她相处的方式是否正确。

"同时，我们也为她的好奇心、活力和求知欲感到特别骄傲。她学什么都特别快。才九个月她就会跑，而且对所有事情都兴致勃勃。我们不敢让她离开视线范围。尽管她白天一直都在运动，晚上她却依然只需要一点点睡眠。

"在幼儿园，她的机灵、热情和活泼都非常突出。然而另一面的她也让老师感到吃不消，因为她总想要特定的东西，想尝试新的事物。上课的时候她总是特别坐立不安、缺乏耐心，不过跳舞、唱歌和学习历史是她的舞台。她有时候可以和同龄孩子玩到一起，有时又不能。如果她不能扮演领导者，她就会生气、责骂、讨厌其他孩子。她的心情转换极快，这让她非常难以相处。

"有时候她也能专注地和自己的玩偶或其他玩具玩很长时间。她能对着玩偶自言自语、绘画、唱歌、试裙子或者干其他事情。她用东西很费，由此积攒了一堆杂物，把房间塞得满满当当。

"两个月前她开始上小学。现在我们十分担忧，一方面因为她跟不上老师讲的内容，十分健忘而且影响课堂秩序。另一方面她也非常痛苦，因为她还没学会控制自己的膀胱，定时上卫生间。每天晚上，甚至偶尔在白天，她都会尿裤子。"

拉斯的妈妈十分绝望，她需要尽快得到帮助。她将孩子过往经历中的古怪行为列举如下：

> » 婴儿时期，拉斯就不能好好地待在婴儿车里；
> » 有着强烈的欲望；
> » 暴躁、冲动；
> » 经常受伤；
> » 常常嫉妒他人；
> » 倔强、固执；
> » 社交能力很差，不会顾及他人的感受；
> » 每天中午吃饭都要抱怨；
> » 对所有事情都要讨价还价、狡辩，每天都有新花样（睡觉、刷牙、

洗澡、上学……）；

» 学习时毫无耐心；

» 没有条理；

» 答题时一团混乱，经常不知道该从哪里入手；

» 不会倾听；

» 有时间压力时，完全无法工作；

» 健忘；

» 需要每天给他重复一遍在家需要遵守的规则；

» 只有重复要求或者用惩罚威胁时，他才会完成该做的事情；

» 上一秒心情很好，下一秒就因为小事情"晴转雷暴"；

» 总是觉得自己被人攻击，受到了错误对待，并给予冲动、有攻击性的回应；

» 无法带他去朋友和熟人那里，因为他总是不受控制，让我们很难堪；

» 不能和他冷静沟通，哪怕一天只有一次；

» 艰难地从小学毕业。

拉斯的日常家庭生活对家里每个人来说都是折磨。父母列出这个清单时，几乎想不到他有什么值得称赞的地方。只有在第二次进行访谈的时候，他们才能从另一面思考，发掘出点儿积极的东西。

对于年长一些的孩子来说，他们的学校生活和学习更多时候被描述为令人担忧的事情。

想要预约首次访谈的时候，斯蒂芬的父母将他的问题写在信里：

"斯蒂芬七岁了，上小学一年级。鉴于他的古怪行为，学校老师建议我们带他做检查。他不能好好上课，总要先做他觉得有乐趣的事情和他想要做的事情。比如，他只画自己脑子里刚刚想到的东西，完全不管老师给出的题目是什么，老师总觉得斯蒂芬在挑衅自己。他磨磨蹭蹭，不愿遵从指示。他还是个话痨，不能好好读写。操场上他也是突出的那一个。他总是不假思索就做事，给其他孩子带来危险。

"在一起玩耍的孩子中，斯蒂芬总是发号施令的那个人。他总是尝试着满足自己的想法，就算被所有人反对，完全没有朋友，他也不愿意妥协。他总是辱骂其他孩子，用的还都是他在家里听不到的词汇。

"在家时他没这么棘手。他有三个姐姐，跟她们在一起时他很活泼可爱。除了写作业的时候，他在家里很容易相处。"

拉瑞莎的妈妈则讲述：

"我的女儿深受内心深处躁动的折磨。她能开始做许多事情，但是只有当这件事情恰好符合她的心情或者兴趣的时候，她才能坚持做完。所有东西（比如，窗外风景、饥饿、小小的划痕）都能让她走神，尤其是当她被要求做其他事情的时候，她就会开始哭泣，觉得自己被误解了。注意力分散不仅仅是学习上的一个障碍，在家庭生活中也有所表现，比如，刷牙、挤牙膏、快速穿衣服。

"她的磨磨蹭蹭、马马虎虎让她自己也很难受。她说：'我是个马大哈。'尽管我们在家里努力帮她树立自信心，她在学校还是受到严厉批评，或者惹来全班的嘲笑。对她来说学校是个恐怖的地方，她本应该在学校通过运动交到朋友，培养并收获友谊，然而她也会表现得十分暴躁，在与人交往的过程中用错误的方式对待他人。这让她把自己变成不占理的一方，也因此受到批评和责骂。"

"她的学习成绩摇摆不定。她能这周在每门课上都得到 1 分或者 2 分，一周后却又变成 5 分。如果兴趣不足或者不喜欢老师，她的成绩就会变得很差。在家学习的时候她学得很快，不过这也是因为她在家不能走神。考试时她总是很紧张，感到压力很大。她无论如何都要跟朋友一起上课外班。

"是我们在智力上苛求女儿了吗？是我们对她要求太严厉了吗？是外部压力（学校等）过大还是她的注意力不足让她陷入如此困境？"

克里斯托弗妈妈描述：

"克里斯托弗总是坐立不安、吵闹、混乱、易怒，偶尔还好斗、贪玩、不专心，且常常表现得动力不足。因此他的家庭生活和学校生活都面临越来越多的困难。与此同时他又十分敏感、感情充沛、乐于助人、创意十足。他不会面对失败。他会很快死心，或者不停谈论失败长达一小时。他没有玩伴。他对电视上瘾，缺乏安全感，也因此容易被负面情绪影响。他和自己的姐姐——一个非常优秀的孩子——之间的关系非常紧张。

"出于个人意愿，他上了文理中学。他在注意力、专注力和书写方面的问题导致他无法跟上五年级的课程。与此同时，他丧失了勇气，很容易陷入绝望。他总是很失望，因为尽管他很认真地学习，在家也专心预习、复习学校教的内容，结果却往往不怎么样。

"我们的帮助只是偶尔奏效，因为他总是封闭自己，情绪常常摇摆不定。我们能看到、感觉到他的困境，但却无法提供相应的帮助。我们觉得自己被过度要求了。每当克里斯托弗变得难搞时，我们都觉得受不了。在他觉得自己受到不公正对待时，他不会等待，总是表现得充满攻击性。总是忘记日程、作业等事情，每天都给他带来新麻烦。

"他常常承诺改变自己，然而这种承诺只能支撑短短一瞬。他在玩乐高和模型时却充满耐心，满怀兴趣，能静下心来。但他不能好好掌控自己的身体，他总是风风火火，摔碎玻璃杯或者其他东西，经常伤到自己。我们能列出数不胜数的意外情况——颅骨骨折、脑袋肿块、眼部创伤、胳膊骨折、割伤和数不清的瘀青。

"他的语言发育也不那么尽如人意。他抓不住要点，回答问题时文不对题。别人如果询问第二次，他就表现得很粗暴。直到今天他在讲述事情的时候还不能完整造句。"

家长们的描述、孩子们过往经历的汇总还需要和幼儿园或学校老师的看法、评估结合在一起，因为孩子在幼儿园或学校会有和在家里不同的表现。在幼儿园或学校，孩子还会表现出其他的行为方式和古怪之处，这些对于完成多动症的拼图来说也非常重要。

莎拉（五岁）的幼儿园老师两年前就认识她了。幼儿园老师人非常好，她将自己对莎拉的观察，提炼总结出了下列关键点：

» 总是被绊倒，老是因为椅子、门槛、玩具、其他孩子等摔倒；
» 害怕斜坡和不平坦的地面，比如林中小道；
» 总是弄洒饮料、胶水、水，等等；
» 总是把玩具、纸张等东西藏起来；
» 几乎不能安静地坐着或者站着，坐立不安，风风火火；

» 不会老老实实站在队列里，总要骚扰其他孩子；

» 非常害怕受伤和看医生，哪怕只是一点儿小伤，也要抱怨不休；

» 不小心被人撞到的话，会很生气、暴躁；

» 沟通和交往能力存在很大问题；

» 很容易受伤，承受失败的能力很差；

» 情绪经常突然爆发；

» 总做出一些"错误行为"，也就是做出和当前情况或者自己年龄不相符的奇怪反应；

» 一次次地承诺着"我再也不会这么做了"，然而有时候甚至只是五分钟之后就继续犯错；

» 永远想钻规矩的空子；

» 总想最快搞定事情，需要慢慢做的作业会给她带来很大困难；

» 给人一种她完全不会努力的感觉；

» 专心程度和耐心都非常有限，极容易走神；

» 每五分钟都要问一次："你是我们的朋友吗？""你要把那个送给我吗？""我能拿那个吗？"

» 被人否定的话会表现得生气、有攻击性，会打、抓、咬、掐或者揪自己的头发；

» 拒绝新来的孩子（"你这个笨蛋！"）；将新来的小孩完全当作自己的所有物，不准他跟其他孩子玩；

» 难以长期维系任何关系，游戏和玩伴都经常更换；

» 有着"非黑即白"的极端是非观。

当然，许多多动症孩子在学龄前时期不一定像玛蕾娜和莎拉一样有这么多令人担忧的地方。通常情况下，进入学校之后，他们的问题会极快暴露出来。

我们还可以通过老师的描述，以及学校成绩单来获得对一个学生的行为、专心能力和学习能力的了解。

艾玛一年级的成绩单上写着：

"艾玛是个非常友善的学生，她永远迫不及待地讲述自己的故事。她讲得非常生动形象。然而她也在课堂上不自觉地做这件事情，这明显影响了课堂秩序。她总是看其他人在做什么，并老想插一脚，这样她就不用专心做自己的任务了。她通常只能学习那么几分钟。她老是走神，总需要其他人鼓励她学习。通过很多努力和帮助，她才学会了一笔一画地书写。然而她费了老大劲，依然掌握不好手写体。物种课她倒是参与得挺积极，但是也得学会老实听讲才行。艾玛和所有孩子都有交集，但是她没什么长期稳定的朋友。"

再来看看一年级劳伦斯的成绩单：

"亲爱的劳伦斯，你每天来学校的时候都十分高兴、心情极佳，充满倾诉欲望。然而大多数时候你不能好好遵守规则，总是乱说话、开小差。你需要学着安静下来，不要总是擅自离开座位或者四处乱跑。有时候我们在你讲述自己的故事时很难听懂，因为你讲得太快了、太激动了。你对每门课都很感兴趣，能够积极参与，然而你做的总是和题目不太相关。这是因为你老跟同桌窃窃私语，导致你不知道老师究竟在说什么。我觉得你下学期还得更加认真上课才行。

"你虽然能够独立完成书写作业，然而因为你不够专心，你做得总是很慢，仿佛做不完一样……"

从小学开始，贾思敏在学校的行为就被评价到了纸面上。她已经转学两次了。现在在综合中学六年级，她也惹来了极大的抱怨，极有可能无法顺利毕业。她的父母送来了下列日常记录的便签：

» 九月十二日：您的女儿在过去一段时间里已经多次破坏规矩。所有教育学的办法在她身上似乎都没效果。

» 九月二十日：学习和社交行为都有待改善。扰乱课堂秩序。德语课上表现不佳，影响了课堂。九月十五日和九月十八日没有交作业，九月十九日的作业一团糟。

» 九月二十二日：就业研究课上没带课本，扰乱课堂秩序，没完成作业。

» 九月二十五日：在德语课上挑衅一个同学，被同学打了，贾思敏也用非常不合适的脏话辱骂同学。

» 九月三十日：数学课上贾思敏写脏话，事后又声称自己不是在骂老师，而是在骂某个同学。

» 十月一日：贾思敏任性地占用了其他同学的椅子，扰乱课堂秩序，表现得狂妄、傲慢，肆意打断老师，还大声宣称自己没做错。

不管是记录行为的便签，还是数不清的劝告，都没能给贾思敏的行为带来任何变化。之前的表现已经让人对她的学习和社交不抱希望，在班会上，她被公开指责扰乱课堂秩序，影响了老师的教学。如果不想有什么糟糕后果的话，他们的女儿必须明白，别人不会继续容忍她的行为，她必须好好遵守规矩。

《精神障碍诊断与统计手册》（DSM Ⅳ）问卷（第四版）

除了父母、老师和其他陪伴者们的观察讲解，还能额外通过问卷来了解一些关键之处。国际公认的多动症诊断（根据《精神疾病诊断与统计手册》第四版）分类中提供了一个问卷，我们在诊所里诊断学龄儿童时也经常使用这个问卷：

（一）注意力缺陷

	是否符合下列症状	是	否
1	在学习、工作或其他活动中，常常不注意细节，易出现因粗心导致的错误	☐	☐
2	在学习或者游戏时，常常难以保持注意力	☐	☐
3	别人与他说话时，心不在焉，似听非听	☐	☐
4	往往不能按照指示完成作业、日常家务或者工作（不是由于对抗行为或未能理解所致）	☐	☐
5	常常难以完成有条理的任务或者其他活动	☐	☐
6	不喜欢、不愿意从事那些需要集中注意力的事情（比如写作业或者做家务）	☐	☐
7	经常丢失学习、活动所必需的东西（比如，玩具、课本、铅笔、书籍或者工具等）	☐	☐
8	很容易受外界刺激而分心	☐	☐
9	在日常活动中丢三落四	☐	☐

（二）多动症状

过度活跃

	是否符合下列症状	是	否
1	常常手脚动个不停，或者在座位上扭来扭去	☐	☐
2	在教室或者其他要求坐好的场合，常常擅自离开座位	☐	☐
3	往往在不合适的场合过分地跑来跑去或者爬上爬下（青年人或者成年人可能只有坐立不安的主观感受）	☐	☐
4	常常不能安静地游戏或者参加业余活动	☐	☐
5	经常一刻不停地活动，好像有个机器在驱动他	☐	☐
6	常常话很多	☐	☐

冲动

7	常常在别人话都没问完的时候抢答	☐	☐
8	在活动中往往不能耐心排队等着轮到自己	☐	☐
9	常常打断或者干扰他人（比如，别人讲话时插嘴，干扰其他孩子游戏）	☐	☐

评估时请注意：需要符合第一项（注意力缺陷）或者第二项（多动症状）的症状中至少六项，且持续至少六个月，达到适应不良的程度，并与发育水平不相称，才能做出诊断。

（三）检查与测试

在对孩子过往经历有了全面的了解之后，我们可以开始考虑一些特殊检查和测试。

为了获取有关身体发育、躯体控制情况和感觉器官各种机能的信息，要进行必不可少的身体和精神检查。由此也能够将多动症和其他与注意力缺陷有关的疾病区分开。您的孩子必须有正常的视觉和听觉功能，这样他们才能从外部世界获取信息，因此视觉和听觉检测很有必要。大多数孩子在儿科医生那里进行的预防检测已经包括了这两项内容。更进一步的话还需要做脑电图，以便得知一些"脑电成熟度"的信息，从而将导致神游天外的其他障碍（比如意识丧失）排除在外。至于是否需要进行更深层次的其他检查，比如刺激电位等，将由医生决定。

下一步我们将进行发育评估。我们会针对发育障碍、特殊才能、游戏和做任务时的行为、承受能力、注意力间隔做一系列完整测试。个体有着什么样的绩效档案？什么样的职业方案可能适用？为了提高学习能力，发挥所长，需要用到哪些感觉通道？需要回避哪些任务？

通过观察孩子游戏、绘画、讲故事、完成小任务等过程，我们可以获得他们发育参数的概况：

» 认知发育，包含逻辑思考能力、多任务处理能力、计算能力、形状 / 颜色 / 大小感知能力等；

» 语言发育，表现为语言表达能力，比如，能否发清每一个音，能否造很长的句子；

» 运动发育，包括孩子能否协调地运动，以及绘画、玩耍等细微运动能力是否正常；

» 社会情绪发育，也就是符合年龄的交往及行为能力、自信心和学习动力的汇总（您的孩子自信心如何？孩子如何处理要求？够不够自觉主动？有没有特别害怕的东西？能专心玩一样东西多久？在团队中融入得怎么样？）。

莎拉在幼儿园的一系列行为已经符合多动症孩子的典型表现。她的注意力问题以及在游戏和交流中不连贯的问题都反映出了多个发育领域的缺陷。

通过详细的检查和测试，我们发现莎拉的身体感知非常不稳定，因此也导致了运动协调的缺陷。她容易摔倒，在不平的地面上走路或者攀爬时容易不稳，痛觉感知极其突出。她的"身体天线"反应不够迅速，导致她容易受伤（在第五章我们还会为您详细讲述多动症和其他感觉的关联）。在情绪稳定性和社交能力方面，莎拉的发育明显落后于同龄人。

请您看看后一页中莎拉画的画。两幅画中她都画了自己——一次是和蛇，另一次是和一只蝴蝶。您能够很清楚地看到她画的自己都非常不成熟。左图中，她画的人更像是一条蠕虫或者所谓的"头脚怪"，绘画更符合三四岁小孩的一般水平，而不是五岁。同样的，画画时莎拉对细节草草带过，表现得没什么耐心。如果对她进行所谓的"儿童绘画测试"，应该会将她诊断为全方位发育迟滞。然而事实绝不是这样。她的思想发育和常识水平都符合年龄标准，甚至某些方面还很出色。

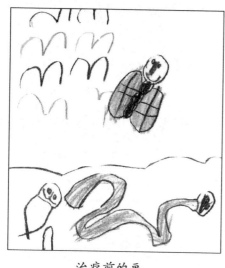
治疗前的画

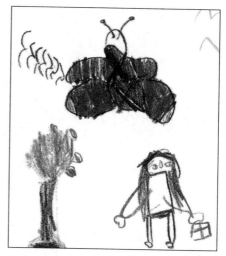
治疗后的画

最终，通过所有的检查，莎拉被确诊为"伴有多动症状的多动症"，伴随着感知处理障碍以及部分领域的发育迟滞。莎拉十分聪明、充满想象力，能够想出并实践很棒的玩耍点子。她甚至对肚脐充满好奇。

在右图中您能看到，经过三周的治疗，莎拉的情况得到了多大的改善：她现在可以耐下心来认真绘画，甚至还能乐在其中；她尝试许多曾经延误的事情，并且很有耐心地将其做下去。同样的，在其他的感觉领域，她的接受情况也明显好转，从而能够平衡许多发育上的异常之处。

通过莎拉的例子，您能感觉到多动症对成长造成多大的影响。在有的孩子身上，它主要表现在身体运用、绘画上；在另一些孩子身上，甚至影响到语言发育。通过科学调查我们得知，大约40%有着语言能力发育迟滞的孩子都具备患有多动症的迹象。这与无法正常倾听、存储音符和字句息息相关。

由于多动症有着多种不同类型，且都会或多或少给发育带来问题，对于孩子们来说，一点点拼出完整图像非常重要，尽管这需要耗费不少时间。

下面还有克里斯的例子：

在绘画上，克里斯和莎拉很相似，他甚至拒绝用手拿着笔。他的家人都对夏天即将到来的小学入学心怀忧虑。他在幼儿园几乎什么都没学到，一片空白。他的父母给我拿来了两幅他的画，一幅画着树，一幅画着人。从这两幅画中，您完全可以想象，他的书写得有多糟糕。由于不能像同龄人一样使用笔，医生要求使用运动疗法对他进行治疗，然而和对待其他要求一样，他采取完全抵制的态度。

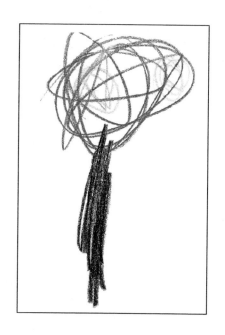
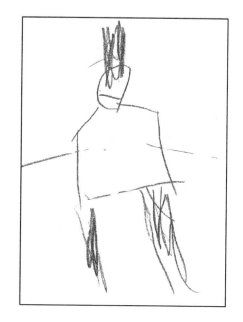

在眼动测试中，克里斯的结果如下：

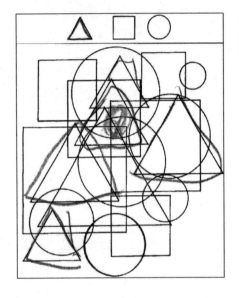 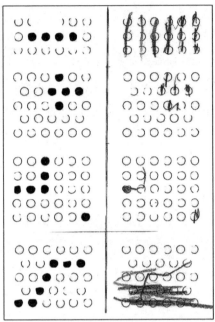

克里斯只需要在纸上做两件事情：用深色描摹三角形，浅色描摹四边形。深色部分他搞定了，到了浅色部分他却中途停下。在另一张纸上他则需要将圆点涂黑。刚开始没一会儿，他就把整张纸涂得乱七八糟。

必须要当心，不要仅凭着他在绘画上表现出的一点儿迹象就把一切归根于他的精神发育上。很重要的一点是，不要只相信一种测试。比如，克里斯在智力测试中展现出了很好的兴趣和专注力。他能够很好地辨别、记忆复杂标识。他的总结能力和逻辑思考能力都符合年龄水平，发育良好。然而因为患有多动症，他依旧需要尽快得到帮助，否则他将无法跟上学校的要求，尽管他智商不低。

艾琳娜（三年级）对小狗非常了解。她只是不知道怎么将这些知识呈现在纸面上。因为字迹潦草和拼写错误，老师无法辨别她答案的部分内容，因此她在物种课上得不到什么高分。而这种情况在德语课和数学课上也会发生。也难怪艾琳娜总是听到别人的抱怨，学习积极性日益降低。从她在学校的表现根本看不出来她有着很强的逻辑思考能力，能够解开极其复杂的问题。她无法做到清楚地把事情在纸面上表达出来。这部分问题和她的多动症以及部分功能障碍（失读症）有关。

对于部分患有多动症的学龄儿童来说，看看他们的作业本，就能感受到他们所处的困境——就像艾琳娜一样。

学龄儿童的认知发育评估通常由智力诊断和能力诊断组成。更多情况下不是通过智商测试，而是由功能量表来辨别强项和弱项。所谓的智商测试只是多个子测试的数字汇总，原则上并不会体现出受试者解决问题的方式，以及优缺点。

然而这些信息非常重要。因此在诊所中我们也使用智商测试，它由无数小测试构成，能够从中展现出不同的感觉通道和处理能力。通常我们会使用 K-ABC 测试即考夫曼成套儿童评价量表）或者 HAWIK-R 测试（即韦氏儿童智力量表）。

许多多动症孩子有着所谓的"参差不齐的功能量表"，比如朱尔（下面是她的 K-ABC 测试结果）：

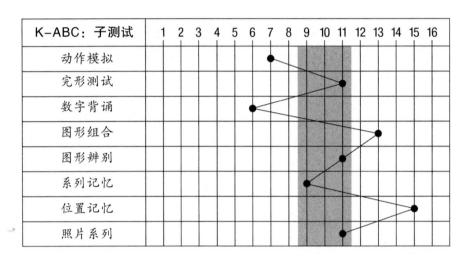

K-ABC：子测试	1	2	3	4	5	6	7	8	9	10	11	12	13	14	15	16
动作模拟							●									
完形测试											●					
数字背诵						●										
图形组合													●			
图形辨别											●					
系列记忆									●							
位置记忆															●	
照片系列											●					

朱尔的智商测试总分为 102 分，符合年龄水平。您在表中可以看到，她的强项和弱项以不同的测量值被一一展现出来。低于 10 分表示存在障碍，高于 10 分则表示能力较强（9−11 分为年龄平均水平）。

子测试中"动作模拟""数字背诵"和"系列记忆"体现了专注力及短时记忆能力。朱尔和很多患有多动症的孩子都会在这些项目上的分值很低。其他的子测试则代表着逻辑推理能力。朱尔在这方面表现很好。而在标准计算和读写能力测试（在上表中并没有列出）中，朱尔的分值符合平均水平。也就是说在这个方面不存在所谓的部分功能障碍，否则的话还要对她进行额外的测试。

再来看一个克雷门斯（十三岁）的例子：

在这个测试中会对言语能力和操作能力分别进行测试，结果为两个锯齿形。两者的成绩被汇总呈现在一起（RP：原始分，WP：标准分。标准分由原始分推导而来，反映被试者在所有被试者中的相对位置）。

克雷门斯的锯齿形测试结果对于部分多动症孩子来说非常典型——不管是子项目的测试结果还是总的平均分值。

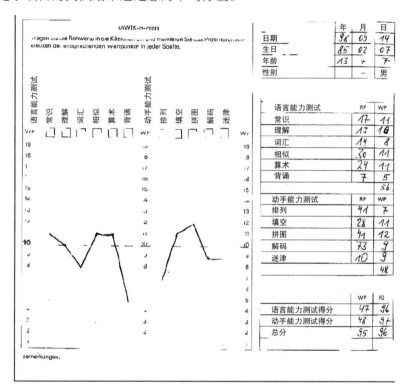

通过测试和访谈，人们可以获得对工作行为和困难应对行为的整体了解。孩子是不是总不加思考，风风火火地做事？是否需要额外动力才能接受任务？会不会在椅子上动来动去？是不是做事老半途而废？是否一直都稀里糊涂的？能保持专注多久？是不是总磨磨蹭蹭，不好好开始学习？

上面提到的测试其实是一个视觉和听觉的专注测试。其结果明确显示，患有多动症的孩子基本比没有多动症的同龄孩子的测试结果要差一些。多动症孩子在测试中表现得冲动、草率，易犯错。他们只能完成少部分任务，因为他们总被其他事情吸引，从而走神。

这些孩子的情感发育、自信心和社会交流能力又如何呢？和您在前文的例子或者后续的章节中读到的一致，多动症孩子在这些方面通常都面临着困难。在家、在学校以及和朋友在一起的时候，因为总是得罪人，他们中的一部分人没有朋友，也不和人交流。

比如，塞穆尔在造句测试中这么写道：

» 没人想要和我玩耍；

» 我很笨；

» 我感觉痛苦；

» 希望我能找到一个朋友；

» 我很差；

» 我希望自己从未出生；

» 我能没有心；

» 总是在生气、生气、生气；

» 最好我走开。

或者看看卡特里娜的造句：

» 最好我能不上学；

» 我是最笨的那个；

» 我最大的问题是我总是神游天外；

» 我最希望自己能像个正常人一样；

» 我想考<u>一个好成绩</u>。

这么多的孩子严肃地认识到自己的处境，并为之感到痛苦，对我们来说是十分令人痛心的。虽然他们有时候表现得像个小丑或者"没心没肺的家伙"，但其实大多数时候他们的内心十分脆弱。他们的自信心低至尘埃，且对于自己的一事无成感到恐惧。他们中的三个人在画里展示出了自己的感觉和希望：

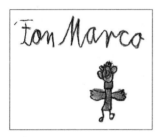

例子一：

"我觉得自己如此渺小。"

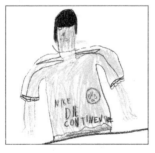

例子二：

"我希望自己有一天也能这么强大和成功。"

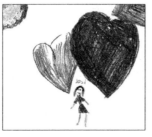

例子三：

"我希望我周围的世界也能这样充满爱。"

压力量表

老师、同学、父母和兄弟姐妹能够根据压力大小做出压力量表。下面我们列出了一个压力量表，描述了对于多动症孩子来说压力爆表的时刻：

在学校的压力

100% 压力	就算我这次没做错，也被罚了。
100% 压力	同学和老师在做课堂作业的时候随便聊天。
100% 压力	老师对我说一些令人讨厌的话的时候，其他同学嘲笑我。
100% 压力	大多数老师都只会说废话，很无聊。为什么不能用电影、幻灯片和视频的形式讲课，做一些别的尝试呢？
100% 压力	老师总是在尖叫。
100% 压力	因为差劲的座位安排，我总得疯狂往前探头才能看到黑板。我的后背因此总是感觉很疼。
100% 压力	我们的老师完全没有原则，他总是说一做二。他永远不做自己说过要做的事情。
100% 压力	老师讲东西又慢又乏味，我得掐自己才能不睡着。
100% 压力	老师的字迹难以阅读。我坐下来好好读，然而如果我不能辨别其中大部分字，我会生气，有时候我会干脆把复印的材料扔了。

在家的压力

100% 压力	我妈妈不会好好说话，只会唠叨。
100% 压力	没人能让我做对任何事情。我做什么都是错的。
100% 压力	我爸妈不能心平气和地和我说话，他们总是在嚷嚷、斥责。
100% 压力	我讨厌躺在昏暗的房间里却不能入睡。我爸妈不会懂得，如果让我读点儿什么，我能更好地入睡。
90% 压力	和妈妈一起写作业。
90% 压力	我总是听到："你倒是举个例子啊……"
80% 压力	我弟弟因为我的学习成绩不好而嘲笑我。

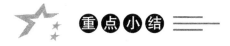

重点小结

◎ 从表面上看，多动症孩子总表现出特别令人棘手的行为方式。

◎ 如果能透过表面的观察，就能发现多动症孩子隐藏的创造力和想象力。

◎ 尽管多动症孩子有着各不相同的发育情况和量表测试结果，以及不同的多动症症状，他们依旧有着共同之处。

◎ 不存在任何能够确诊多动症的单一测试，确诊多动症只能靠由多个碎片拼成的全局图像。

4

不听话还是缺乏教养，
抑或是其他什么未知因素？

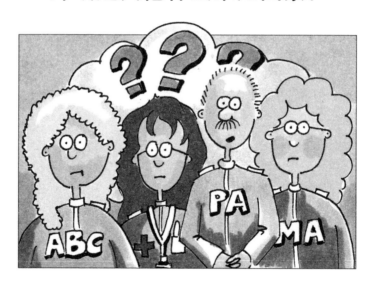

» 如何从众说纷纭的关于多动症解说模型和治疗方案中找到头绪？

» 我们的大脑在做信息处理时如何运转？

» 多动症孩子的信息处理方式有什么不同？它们如何对行为造成影响？

性格特点、教育问题，还是神经生物学的特殊之处？

多动症只是教育问题吗？

　　读到第一章中马克思、朱尔和其他孩子的故事时，您是否心里也有自己的评价和想法？您肯定也听过类似的评价："尤里乌斯虽然比他爸爸小时候还不省心，但孩子小时候都这样。"大概刚开始的时候人们都能这么看待这些"闹腾的小孩"，但是耐心早晚有一天会消耗殆尽。到那时候，他们将不再容忍孩子的行为。大概最晚到上学之后，如果尤里乌斯随意离开座位，扰乱课堂秩序，迟早有人会对他发脾气。到那时候人们会转而说："熊孩子！缺乏教育！应该严加管教！"另一边皮娅的妈妈也会被人批评："难怪皮娅在学校注意力分散、攻击性十足，原来是她妈妈不好好教导她呀！"或者会有人这么评价朱尔："这么晚睡觉，难怪第二天那么疲倦。再说了，有的家长就是不愿意承认，他们的女儿不仅不是什么小天才，甚至还有点儿笨。"

　　如果马克思八岁的时候还没学会好好听话，适应学校生活，那么恐怕每天他都会挨批评。他爸妈可能已经愁得揪头发："我们还能做什么呢？他是故意气我们，还是有什么精神问题？他这容易发作的性格是遗传了爷爷，还是我们教子无方？"朱尔的父母也很忧虑："她是不是在学校压力过大，为什么她的学习就毫无进步呢？也许是奶奶的去世导致她心理负担过重？她为什么不能控制自己，集中精神写作业呢？"

这些孩子如此行事的原因是什么？他们在学校的问题的背后又藏着什么？为什么马克思、朱尔、罗伯特和拉娜如此不专心、脾气不好，有时候还跟个火药桶一样？为什么开始写作业就这么难？为什么他们就不能理性思考，还不停狡辩长达数小时？为什么他们的内心世界感觉像被铅块充斥，十分痛苦？

通常情况下，一个仓促空泛的评估是极为不合适的。总体来看，马克思、朱尔以及其他被提及的孩子都不会适当给予反馈。尽管人们给他们展示、讲解过上千次，他们还是完成不了。他们看上去仿佛将规矩直接遗忘掉或者自己创造了新的规矩。虽然他们下决心好好做事，却依然不停重复说"都是学校的错误"，表现得不专心、不听人说话，也不会吸取教训。

为什么他们不能好好留心周围的事？为什么他们看不到大局，缺乏理智？为什么他们健忘而且容易引起他人不满？

对马克思、朱尔和其他孩子来说，他们的问题显然不是因为在家庭和学校里没被好好解释、劝导、实施规矩。相反，这些孩子每天都被多次叮嘱，然而每次还是会发生一样的事情：他们永远都不好好穿衣服、刷牙、整理房间或者写作业，老是就一点"琐事"不停犟嘴。

大多数时候，在说过"不"和乱发脾气之后，这些孩子也会后悔，只是第二天他们又会忘记自己之前下的决心。

是否所有事情都怪父母呢？不！然而当孩子做错了什么，人们总是想当然地责怪孩子的父母。同样的，学校问题和注意力问题也会归罪于家长。在诊所里我们极少遇到不在自己身上找孩子"病因"的父母，这些父母们试图寻找帮助和解答，为什么自己的教育方式总被抵制，收效不佳。

因此许多人会从专业人士那里寻求意见。很多时候他们会得到非常不同的答案和建议，主要取决于所谓的专业人士会从哪个角度观察问题。

不过无论专家们属于哪个专业领域，真相都是无可争议的：我们的大脑是思想、感觉以及行为的根源。

为了更好地从混乱的解说模型和治疗方案中理出头绪，您应该对我们"思想和学习的机器"——大脑的基本构造及工作方式增加些许了解。这样一来您也能更好地理解为何多动症孩子的反应如此不同，以及您如何能够积极有效地为他们的成长提供帮助。

多动症孩子接收、分类、处理、储存信息的方式异于他人，因此他们对于某些要求的反应才会如此不同。

了解了这一点，您也就知道了多动症不是什么。

多动症：

» 不是教育问题；

» 不是粗鲁；

» 不是性格差劲；

» 不是蠢笨。

您是否还记得马克思的例子？他处理信息的表现是什么样呢？比如老

师要求将数学书翻到第十六页，他却毫无反应，在座椅上动来动去，和同桌窃窃私语。听写的时候，他又仿佛听不见老师读的内容，因此写错十个地方。他如此健忘，导致人们跟他说什么事都得重复上百遍。他总是做事不加思考。尽管被指出了许多次，他还是在其他同学没算出来的时候喊出自己的答案，在操场上随意说话，打乱队列。马克思看上去仿佛不知道界限在哪里（比如他不知道什么时候该停下来），而且他总是那么暴躁。他的所有行为有一个共同之处——他不能好好根据周围的情况做事。

这是为什么呢？他总是心不在焉，是因为他没兴趣还是因为他想激怒老师？不是的，他每天都会下一个新决心，想和其他同学一样好好表现。他并不想在听写中犯错，也不愿意因为忘带球鞋而被老师斥责。他只是不能做到他想做的事情。他不能将自己的注意力集中到"需要注意的点"上，也不能专心听老师讲课。他走神、错过一些事情，反应冲动。这些困境的根本原因在大脑里，大脑这个信息接收过滤器和团队工作处理中心运转得不那么良好。

为了有目标地接收信息，对外部刺激进行筛选非常重要。对外部刺激按轻重缓急进行区别和分流能让人不被过量信息淹没。通常情况下我们会以难以置信的高速，自动进行这种"处理"。而对于马克思和其他多动症孩子来说，他们的分流管道被设置得过于遥远。他们接收了比当前所需更多的信息。他们会被不重要的事情吸引了注意力，比如，街道上的车辆噪音、邻居的闲聊。另一方面，部分多动症孩子还存在这样的情况：他们的信息分流管道过于狭窄。比如马克思会沉浸在乐高和电脑游戏的世界里。专业术语里我们管这个叫"过度集中"。马克思和其他孩子的信息分流管道不能调整到理想和适宜的状态。

如果错误选择的信息总是毫无间歇地过量地朝我们涌来，我们的信息处理中心——大脑——当然难以承受。这就导致了仓促混乱地计算或者直接死机。这就使得多动症儿童像装了马达一样安静不下来、内心暴躁、一团混乱、显得缺乏全局观、难以正常做事。

我们的大脑是一个范围极大的、由无数神经细胞和传导通路构成的网络。这些神经细胞和传导通路像个团队一样紧密连接，密切协作交流（又叫"神经网络"）。在这里我们对信息进行处理、连接、归档、激活。我们也将这些操作叫作"感知处理"。信息接收过滤器对信息按照重要性进行分类得越精确，神经网络也会运转得越棒。信息也能被更加有针对性、精确地传导和转化。然而多动症孩子的感知处理可能存在问题——大多时候是因为信息接收过于不精准（在第五章中会有更多描述）。

感知处理、预估和有针对性的行动三者密切相关，任意一环出现问题都会影响到结果。

多动症孩子的"另一种信息处理"在行动上有明显体现。我们的反应是"神经网络团队"的产物，它分为语言表达和书面表达两种，伴有或者不伴有运动和行动。反应可能是从全局出发的，也可能是自发冲动的。因此会有写得漂亮的字体或者灾难的书写。在听觉处理上有缺陷的多动症孩子有时候在语言发育或者发音、书写（拼写）上会存在问题，与之类似的是身体感觉和运动技能（详情请看第五章）。

如果您想更多了解我们的神经网络如何将信息改组为思想、感觉和行为，那么请阅读下一节。

神经网络和信息处理

在生活中的每一个瞬间，人和环境都在不停互动。经历、回忆和反应决定了我们的思想、感受和行为，是我们成长的发动机。互动的基础是什么？什么是我们正常发育所需的基本条件？我们如何学习书写、阅读、计算，完成其他复杂的任务？我们如何学会给予适当的反应来融入群体并发展出健康的自我意识？什么是成长中的绊脚石？谁能提供帮助？我们不是第一个思考这些问题的人。这个直指思想及行为根源的问题在数千年的文化历史中反复被提及。哲学家们和科学家们一直以来都被这些复杂的问题困扰着，并一直被新的知识所吸引。

归功于过去数十年的大脑研究，现在科学家们可以指出思想、图像、回忆和行为是以何种方式、在大脑中的哪些部位计划并生产的。声音和图像并不是直接灌输给我们的，而是通过我们复杂的神经细胞网络来完成对信息的加工、存储以及思想的提取、回顾。

思想、意识、学习和行为是一个运转良好的大脑神经网络的团队协作结果，是在大脑的强大功能及其堪比复杂电脑的容量的基础上运算的结果。在神经纤维中，一百五十亿至二百亿的神经细胞要相互协作。每个神经细胞都要与多至一万个其他神经细胞相连——一个多么巨大的范围！神经网络就像一个长达五十万公里、拥有数十亿协调点的"中央电缆传导线路"，它们融合在一起，组成我们额头后方精确分类、井井有条的脑沟回。

问题是：这个范围巨大的网络如何工作？

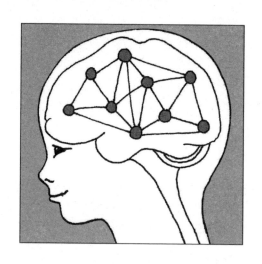

神经网络会通过感官系统获取信息。我们通过眼睛、耳朵和其他"身体天线"来接收信息。为了不让我们被巨大的信息洪流碾压，信息在抵达意识之前，会像经过一个滤芯般被分类、过滤、加工。这个对大量信息进行筛选的过程每时每刻都在发生。

这里有一个例子：假设你在阅读这本书的时候，外面一辆卡车刚刚驶过，厨房里洗碗机低声工作，咖啡散发出新鲜醇香，你的孩子在跟着录音机里的流行歌曲哼唱。如果你完全沉浸于正在阅读的内容和主题，那么你不会接收这些多余的信息，只会让它们在背景音中"无意识"地跟着运转。你有针对性地将注意力集中在书上，这当然也可能变成：当你的动力和兴趣不那么充足的时候，你可能会想着去喝杯咖啡或者跟着孩子一同唱歌，也可能因为卡车或洗碗机的声音变得焦躁起来。在这一刻，信息接收的优先级产生了变化：要么就是背景音太强，导致你无法简单忽视它们，要么就是你当前无法将注意力只放在书上。

注意力的基础是：

» 兴趣和动力；
» 将兴趣集中在少量信息的能力。

劳拉和马克思都是二年级学生。他们俩都很聪明，他们最大的区别是专注力。劳拉很优秀，做事情能够集中注意力，专心跟上课程。她对学习充满兴趣，得到许多人的夸奖，她是个模范学生。

遗憾的是，马克思的情况则不同。所有人都抱怨他上课不专心，容易走神，影响课堂。不过至少他在物种课上有时候能表现出色。然而他总是不等老师点名就肆意抢答，惹得老师不快，因此他从来没得到过夸奖或认可。更别提他的作业本了，他只是把自己的想法随意写写，笔记本上一团乱。有一次他干脆就没交作业，其中一部分他没写完，另一部分则是皱巴巴的，被涂抹得乱七八糟，塞到书包底部去了。

马克思主要面临两大难题：他不会将注意力集中在重要的事情上，而且由于行为冲动，他鲜少获得称赞，因此他在学校的学习兴趣日益下降，而随着兴趣的减少，他越来越难以专心。这个负面学习经历导致的恶性循环就这么日复一日地运转着。

劳拉的情况则正好相反。因为字写得漂亮，作业完成得好，她经常受到表扬。随着学习动力的提高，她的专心能力也跟着得到促进。这个积极的学习体验和良性循环令她受益良多。

劳拉和马克思对学习任务完成度的不同并不是因为他们智商上的差异，而是因为他们的专心能力和有条理规划任务的能力存在区别。我们的"学习马达"——动力一直都在运转，只不过在劳拉这里，她专注于向前，想学习更多知识；在马克思那里，他却因为想避免继续学习而踩下刹车（因为缺乏认可）。两者在"学习"这一经验领域的区别会在短时间内造成令人惊讶的差异。

为了避免马克思总是有更多关于学习的负面体验，有必要提高他的专注力，让他感觉自己在老师那里能够获得称赞，并唤醒他对学习的兴趣。增加学习乐趣、提高学习动力能够帮他提高专注力，克服学习中的困难。

信息被接收和过滤的下一步是什么？在有选择地对信息进行接收之后，信息的继续处理会很快进行。首先，这些信息会到神经网络的工作内存，在这里会对完成任务的流程进行计划和协调。工作内存同时承担着"接待大厅"和"分拣中心"两个角色。在工作内存这个中间站，新的信息会经历分析、比较、更新，并和思想联通。由此判断接下来它会被储存，被语言表达出来，还是被写在纸上。

从分拣中心出来后，信息会分流到不同的专业部门去，就是神经网络中无数个小的中心点。我们大脑网络中的神经细胞的的确确是交流的艺术家：它们维护着彼此间生机勃勃的联系，规划出无数个互相关联、不停交流的链接和中心，比如，语言中心与听觉中心相连，视觉中心、语言中心、运动领域又都互相关联。

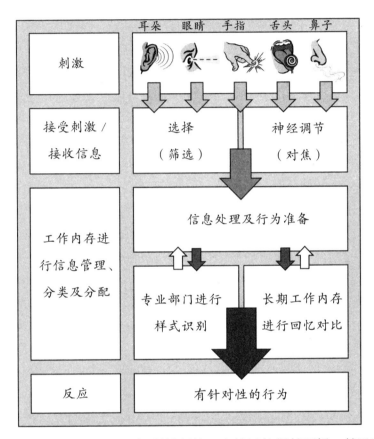

整个信息处理的过程运转得越频繁，也就运转得越顺畅、越迅速。逐渐地，它会完全自动运转。在遇到某些特定刺激时，我们会从模板中寻找关联。正是由于这条互联之路的各个环节配合得如此默契，我们信息处理的道路才能顺畅快捷。

我们能够极速抓取信息间的关系，并不需要多加思考，就能对其进行整理和释义。比如，声音能在一秒内转换为词语，释义和符号也转换为字母和故事。

假设你在二十年后参加同学聚会时，看到昔日的同学弗里茨，你能一眼认出他来，尽管他可能已经头发稀疏，且胖了二十公斤。因为你的脑海中保留着弗里茨的面貌特征，只需要一眼，你就将其和现在的弗里茨联系起来，得出结论："那是弗里茨呀。"换句话说，你拥有弗里茨的"信息模板"。

得益于这种自动化进程，少数信息就能激活你脑内的多个信息模板。

比如，古典音乐迷们无须费力，就能从些许节奏中判断出一段音乐是莫扎特的《小夜曲》。或者通过熟悉的旋律，他们能联想到的图片像瀑布一样倾泻下来，回忆里其他类似的景象也不断弹出。

通过诊所里其他的心理发育测试，我们能够了解到，在到达识别模板之前，信息之路走得有多么顺畅。

下面请看一个视觉上形状构造或者识别模板的例子：观察下面右上角图片，您能辨别出一个白色三角形，虽然它并不完整，仅有部分线条和大块缺口。观看右下角图片时，您第一时间能看到的景象要么是个花瓶，要么是两张人脸。

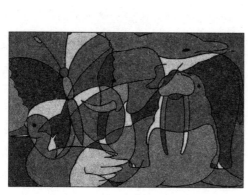

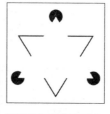

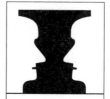

即使是学龄前儿童，也已经能够从一片由线、面、符号构成的混乱中获取信息，了解其意思。比如，从上面左边的图案中能看出蝴蝶、海象或者鸭子。

和大多数一年级孩子一样，劳拉很快就能够不用一个字母一个字母地分析、排序就记住词汇及其释义。最开始学会的"搞笑的符号"会经过死记硬背在大脑里形成一个固定释义，在记忆里成为"模板"（比如字母 A）或构词元素，方便日后使用。

只用了很短时间，她就能够很好地阅读和拼写。她不需要跟字母一个一个较劲、查阅。

我们将这种越来越迅速的、接收特定信息并给予所需反应的行为称作"学习"。这一过程运转得越平稳、越有条理，它也将越快地自动成为一项日常技能。下一步我们就来到了发育和能力学习。用一句西班牙谚语来形容："养成坚固的习惯要从不断重复开始。"人们可以将这句谚语最根本的意思转换为神经生物学的过程：在神经网络中初步连接关系，像蜘蛛网般产生、相连、日益稳固，通过不断重复后最终成为牢固的连接线路。我们的网络也在这样的发育过程中日益扩大范围，不断得到完善。

信息经过上述反应过程及学习过程处理后可能会变得非常不同。它们通过不同的感官系统完成转化：

» 视觉上，我们会通过学习过程将符号转换为字母、词语、故事，并找到其中的联系；

» 听觉上，我们通过听觉感知转换语言，了解意思；

» 行动上，我们通过学习复杂的行为和动作，从而和谐控制身体和肌肉。

而学习过程其实也存在于日常行为中。别人教育我们该如何通过处理信息和任务来做出合适的应对，从而掌握特定的行为方式。这也是一种学习过程，而且是自动学习的过程。

多动症和信息处理的特殊之处

感谢对神经网络中信息处理规律性及条件的科学研究，我们今天才能不仅仅对发育、学习和行为的基础有所认识，还能获得关于其特点，以及由其异常之处引发的疾病、发育和行为问题的相关知识。

上述异常之处的表现之一就是多动症。得益于许多医生、心理学家长期以来的观察，早在五十年前就开始对多动症进行诊断及治疗。最近十年，更多关于多动症的知识也在科学研究中得以显露。为了确诊多动症，人们研究了导致行为和学习上出现异常的神经生物学因素。多动症这一现象众多的成因、它的复杂性以及问题也在这一过程中得到了更好的解释。因此，我们对患有多动症的儿童及成年人的理解，以及能够为他们提供的帮助也得到了革命性的改变。我们不仅仅能更好地剖析其学习风格和行为的特点，还能切实为其提供有效帮助。

让我们用一句话总结信息处理的特殊之处："大脑内处理中心的信息过滤器运转不良，内部协同合作不佳。"

您已经见过下图。不过这张图片和之前那张不完全一致。在这张图片中，您能看到多动症是如何影响信息处理的，也能看到在神经网络中发生了什么，以及为什么有时候它们不能"精确"运转。

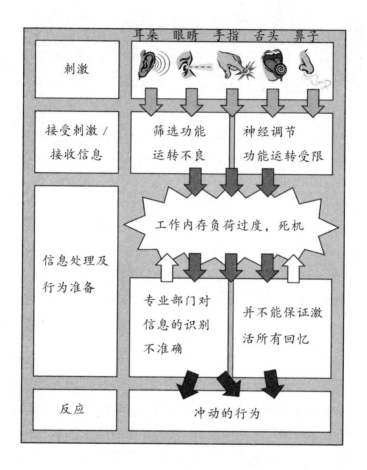

在选择信息这一阶段，我们已经遇到了第一个问题：多动症孩子的信息传导通路初始设置就出了问题。他们的"接收过滤"面临更大的外部刺激带来的压力。多动症孩子接收信息的广度通常会比他人要宽许多，在听或看的过程中他们需要一个望远镜来放大查看，以期找到真正重要的信息。比如，对马克思来说，大量的信息在同一时间不加筛选、无序地涌入他的工作内存。同桌的闲话、外面汽车的噪音、老师的指示，在他听来都没什么区别。也难怪老师说的话只能挤在一片混乱的信息的边角了。除了对信息接收进行"放大设置"外，在神经网络中还有"神经细胞联合会"的对比设置。这些细胞负责调节对比度、亮度和色彩度，就像电视机调节画面一样。专业术语称之为神经调节。一个信息和其他信息的区别越明显，我们越能更好地获得这个信息。正是在这一点上，多动症带来了另一个问题：对比功能发挥得不够好。

　　幸运的是，我们可以通过药物设法影响这些需要精准调节的地方。负责对比设置的细胞联合会，能够在化学药物的作用下内部交流。在它们的帮助下，强信号得到进一步加强，弱信号则被更加削弱。如此一来，信号间的对比就得到了增强。背景布一样的外部刺激会被归类为不重要的内容，并相应地被屏蔽、削弱，而重要的刺激或者信息则会变得非常清晰。这就是对多动症进行药物治疗的理论基础。因为大脑能够通过影响多巴胺及去甲肾上腺素神经递质系统，从而优化神经网络中信息处理的神经生物条件。

　　面对大量的视觉信号时，我们必须集中自己的关注点，比如将视线投向某个人，仔细观察他的脸庞。这时候，如果我们的信息接收过滤器设置得足够敏锐，像电视变焦器一样，我们就能更容易地将看到的影像与回忆中已有的其他画面和模板（感知处理）进行对比，并极快地看出来："噢！那是菲利克斯！"而对多动症孩子来说，他们的视线则可能偏离，将能看到的所有东西都纳入脑中。如果这个时候他们信息接收对比功能又运转不佳的话，他们给出反馈、认出那是菲利克斯的时间就会慢一些。

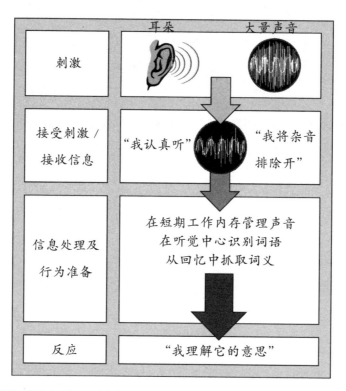

类似的事情在处理听觉信号中也会发生：通过我们的听觉器官——耳朵，我们能够获得声音频次。理想状态下，我们希望自己能"竖起耳朵"，就能听得清清楚楚。如果我们能够将听觉信号——比如老师的指示——从其他多余的杂音中分离开来，并将那些"背景杂音"通过对比调节器（神经调节）压下去，我们就能离听觉理想状态更近。上述情况下，我们的信息来自于声音，我们将声音信号通过示波器变得可读可见。接收处理的其他噪音、杂音越多，对声音信号进行继续处理的难度就越大。这种事情很可能发生在一个多动症孩子身上：他们有时候对听到的内容会理解错误，或者只能进行片面的理解。

不过现在让我们先回到多动症孩子的信息处理上。接收信息的下一步会发生什么？首先，信息会进入对信息处理进行计划、协调的中间站"工作内存"。对于多动症孩子接收到的信息洪流来说，一个特别巨大的工作内存能够起到很大作用。然而恰恰相反的是，多动症患者神经网络中的工作内存比普通人要小。这会导致下列麻烦：在信息洪流的冲击下，工作内存负荷过度，直接死机。也就是说，所有信息会被销毁，完全不能载入"硬盘"（即其他处理中心或长时记忆）。他们会将刚刚接收到的信息通通遗忘掉。

如果马克思接到两个任务，比如将垃圾拿出去，并在回来的时候从地下室拿一瓶矿泉水和一瓶橙汁。如果他马上跑到垃圾桶，并且自己一直念叨着提醒自己，他可能会完成任务。不过如果他被其他外部刺激转移注意力，比如去扔垃圾的路上发现一只巨大的甲壳虫，或者和邻居闲聊两句，他就会把自己原本的任务遗忘。垃圾桶就站在路边，然而马克思却忙着研究甲壳虫，只有等妈妈喊他，他才会回屋子里去，而且他完全忘记了自己去地下室拿饮料的任务。

虽然我们每个人都难免有时候不小心忘掉一件不那么愉快的任务，然而在马克思和其他多动症孩子身上，这种事情不停地发生。他们容易被其他刺激勾走注意力，跑去干别的事情（注意力跳跃），除此以外，他们的短时记忆（工作内存）还非常有限。

朱尔在考试的时候，总是忘记自己在家认真学习过的内容，她将这一现象描述为"一窍不通"。她脑海里有那么多的想法，一团混乱，毫无条理，导致她无法将当下最重要的信息导入工作内存，比如练习过的算术题。我们把这个称为"考试时脑子一片空白"。

如果工作内存过小，信息处理的难度会非常大。

工作内存储存着对于理解长句、计划行为必要的信息。如果没有工作内存这个中间站，我们会把自己刚刚读到的字母直接忘掉，自然也无法将字母拼在一起，理解词语乃至句子了。

马克思不喜欢读书，其实他掌握了所有字母，能读词语和短句。遗憾的是，他很快就会忘掉自己上一句读的内容，导致他很难理解故事的意思。比起冗长的书，他更喜欢漫画，因为读漫画的时候他能够通过图画理解内容，而且只需要储存很少量的文字信息。他也更喜欢算术，他一听到题目，就能马上算出结果。对于这种逻辑学习，他并不需要一个很大的工作内存，他能在接收三个数字的信息之后，马上将它们导入自己的"计算中心"来进行后续处理。对他来说，完成阅读文章和很长的心算任务会比较困难。因为要想完成类似任务，他必须将更多信息存入工作内存。

因此马克思必须得做笔记，将过程中的结果写下来。这能够帮助他避免工作内存过载死机。

我们不仅用工作内存来储存词语和数字，还需要用它来计划和组织"如何解决任务"。我们不只构造工作和学习过程，还为我们自己的感觉和行为搭建架构。

在工作内存中，我们不仅仅联结字母、词语、符号、数字，我们还将与思想、感觉、回忆有关的信息联系起来，在做出反应前先在内部统一协调一下。我们通过反射引导反应，也就是说，我们在行动之前，会停顿一下，先在内部整理思想和感觉，从而给出有针对性、有效的反应。我们就是这样在工作内存的帮助下控制自己行为的。

如果大脑中的工作内存过小，我们就很难进行权衡，无法谨慎看待自己以及当前的情况，从而给出过快、过于冲动的反应。许多情况下这种自发性的反应会发生，这时候人们会诙谐地打个圆场。不过因为反应冲动、不加思考、不考虑当前情况，这种"行为计划"的方式也可能带来灾难。

如果马克思处于一个比较大的团体中，又不太明白游戏规则的话，他的行为会格外引人厌恶。他掌握不了全局，并因此做出极其不合适的，甚至他的父母在家也从未见过的反应。跟朋友一对一玩耍时，他很少跟人争吵，不过如果让他跟两个或两个以上的孩子一同游戏，矛盾就很容易发生了。

已经二年级末了，他上课时还是会直接喊出自己的答案。其实他早就应该知道，回答问题前要先举手。然而他完全不能稍等片刻，看看老师会不会点名让他回答。如果其他人先于他给出答案，他也会忘掉自己想说什么。

珍妮弗上周又一次把妈妈带入一个非常难受的境地：她们在路上遇到了带着两周大的女儿散步的邻居。珍妮弗没有对小宝宝产生好奇，反而叫嚷着："这孩子真丑！脑袋皱巴巴的，胖得不得了！"她就不能等五分钟再发表自己的见解吗？她就非得马上嚷出来吗？她怎么就完全不会看看情况再行动呢！

许多多年研究多动症的医生和科学家都将工作内存小看作多动症孩子的一大核心问题：这些孩子较之常人更少有目标地计划自己的思想和行为。我们将这种行为方式称为冲动。

这种全局性不足的情况隐藏在没有时间观念、混乱的工作计划和思路、难以融入团队这些表象之下。多动症孩子生活在当下。要想权衡和分配行为，内部必须得有一个预测器。然而多动症孩子思想和行为编码中的预测器设置得并不那么好，所以他们认为所有事情必须马上去做。您肯定见过类似的"讨厌鬼"，他们刚说点儿什么，就得马上去做，他们从不会等待。这种事情如果发生在幼儿园小孩子身上，没人会说什么，因为这符合其发育水平。然而如果孩子大一些，人们就会期待他拥有全局观，能够揣度情况，耐着性子稍微等一等。

时间知觉不足、计划能力不佳导致许多"多动症家庭"每天都活在痛苦中。很多时候，才到吃午饭的时间，因为写作业引起的争吵就已经开始了。

太多次，安东的妈妈每天中午都得重复指令："安东，赶紧开始写你的作业！不然的话不准去踢足球！我警告你最后一次，不然我要发脾气了！"而且随着时间的推移，她喊得越来越大声，越来越生气，因为安东没有一天能在不闹腾一番的情况下坐在书桌旁写完作业，他总能发现点儿新的、有意思的事情。对安东来说，作业多少也没什么区别。哪怕只是写三个句子，也让他觉得难如登山。他脑子里觉得讨厌的作业不管怎么样都得写一下午。是时间知觉的不足导致了这一情况。

您能在第七章读到如何让安东这种类型的孩子解决这种"时间分配和计划任务"问题的相关内容。就算是面对这种让人苦恼、濒临崩溃的情况，也有能够让人很快学会的有效做法。家庭作业会变成一项简单的工作，不会再每天都引发争端。

现在让我们接着看看神经网络中的信息处理过程：一旦中间站存储点对信息完成分配，信息就会被送到不同的大脑中枢进行继续处理。许多大脑中枢都会互相进行交流。有时我们只需要看到一张图片，听到一首曲子，大脑内部的无数图片就被释放出来，有着无数回忆的电影也会徐徐播放。

我们陷入思绪，思想与感觉随之旋转。

或者我们也可为某些特定信息建设一条更快的处理路径，在这条路径中可以使用配合的互联之路，识别所谓的"模板"。如此一来一去都会变得简单多了，声音会以秒速转换为词语，而词义及符号也能很快变为字母及故事。

然而对于马克思等人来说，这种信息处理流程在许多领域运转得不怎么样。马克思生来被赋予很好的才能，能够很快总结逻辑上的共同点，快速并正确地计算数学问题。然而不管怎么说，信息——这个情况下也就是数字及任务描述——得首先抵达计算中心才行。如果一个任务简单明了，易于理解，它就能够以"零点几秒"的速度抵达计算中心，马克思也能够像手枪射击一样飞速给出答案。然而如果有一个需要中间储存的问题——比如一个很长的心算题或者一篇篇幅较长的文章，尽管逻辑思考能力很强，他很难解决这些问题。因为信息会被不准确地、混乱地、毫无分类地载入计算中心。时间不同、任务类型不同，成绩波动就愈发明显，这是多动症非常典型的一个表现，然而很多老师、父母和学生并不了解这一点。

由此可见，处理中心有可能接收到失真扭曲的信息，并由此导致后续问题。我们将这称为感知处理障碍，它会在发育中带来一系列问题。

在本章末尾您将阅读到神经网络的功能方式及其对多动症孩子的影响，您也能够由此认识到，为什么多动症孩子，比如马克思，会行事如此冲动、匆忙、不专心、健忘、混乱。他们大多数时候做事不加思考、毫无计划，完全是下意识的自发反应。

多动症儿童信息处理的特殊之处

» 接收通道及信息接收对比微调功能不足；

» 难以对海量信息进行分类、难以获得全局观；

» 由于信息混乱缺失，有时候在特殊部门的后续处理会困难重重（感知处理障碍）；

» 反应有时并不合适，导致失败、丧失动力、缺乏自信。

现在，您应该不会再为多动症孩子的许多行为而束手无策了，您应该了解该如何更好地与多动症孩子相处，不会再持续怀疑自己作为父母或者老师的能力了。

当然，如果多动症孩子在成长和学习过程中缺乏正确指导的话，他们的问题会变得日益严重。您应该考虑的是，在面对多动症孩子时要特别注意不要使用那种"信息混乱"的沟通模式，也就是不准确、前后不一致的指示，或者不清晰明了的任务。毕竟就算给多动症孩子清晰的指示，他们还可能完成不了任务。抚养和教育上的帮助能够协助孩子为日益增多的信息进行规划，由此引导他们集中注意力。跟孩子交流的方式越复杂，越可能产生更大问题。

我们已经看到了这么多讲述多动症会给信息处理带来多少麻烦的例子。然而多动症是不是也有正面作用呢？是的，而且有许多优点！

您还记得第三章的内容吗？许多多动症孩子特别有创造力，充满新奇的点子。这与他们特殊的信息处理有什么关系吗？

削减、过滤信息对于很多领域来说都是必要的，然而对于创意领域来说它却是个阻碍。要想变得创意十足，所谓的"头脑风暴"能起到很大作用。这就需要让尽可能多的信息进入大脑，互相交流，从而发掘出特别新奇的主意。新的联想和主意碰撞沟通，然而有可能会稍纵即逝，或者变得像幻想一样无影无踪。通常它们的出现并不有迹可循，而是像火苗一样灵光一闪。同一时间收集大量信息，将它们塞入各种各样看上去甚至没什么用的想法里去——这就是多动症孩子的强项。他们拥有着超棒的灵感和令人印象深刻的幻想能力。

人们通过联想自发地发掘出新奇想法的可能性不可谓不大。学者们的主意往往不是通过学习产出，而是来源于一个突然迸发的"灵光一闪"。

就像牛顿发现为何月亮能沿着轨道运行，最初引发他思考的，正是那颗著名的砸在他脑袋上的苹果。转瞬之间，他思考着月亮绕轨道运转及苹果掉在脑袋上这两件事是否有什么关联，它们是否遵守同一个规则。这个小小的意外点燃了思考的火苗，帮他总结出了重力理论。

在前面的讲述中，您也接触到了别的类似例子：马克思和其他多动症孩子有许多新奇的点子。然而马克思的奇思妙想在学校里却总是得到负面评价。当然，他总想尝试的事情里有很多都很蠢。学校里的许多课程并不需要创造力，大多数课程只需要孩子学习、存储、背诵科学知识而已，而且还得按着老师要求的方式来。学习乘法口诀和词汇表并不能给人许多自由思考的空间。

如果马克思和其他多动症"同僚"成功完成了学校学习，他们自然会选择符合他们信息处理风格的工作。科学研究、电视和艺术行业从业者中，许多人都是多动症患者，有着联想丰富的思考风格。产生新奇的点子并由之创造新的事物正是这些职位所需的，甚至不可或缺的能力。在这些职位上的多动症从业者们自然也会在工作中获得足够的帮助来更好地归类自己的思想，完成日常重复的琐事。

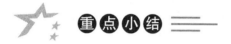

◎ 多动症既不是性格问题，也不是教育问题。

◎ 我们所有的思想、感觉和行为都起源于大脑。它们是我们大脑神经网络内团队合作良好运转的结果。

◎ 我们的大脑过滤所有从外部获得的信息，对其按照重要程度进行分类，再根据不同领域将它们送到"专业领域"进行后续处理。

◎ 多动症孩子接收、分类、处理、存储信息的方式与常人不同，因此他们在完成某些要求的时候也与他人反应不同。

◎ 多动症孩子的信息接收过滤器及大脑处理中心的团队合作运转得都不那么良好，这也导致了他们很难做出有针对性的行动。

5

脑中一片混乱，缺乏自身价值感

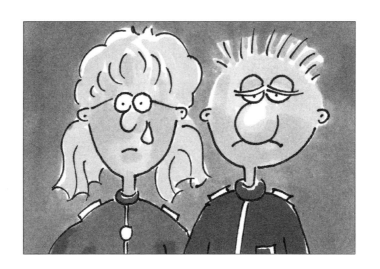

» 感知处理对学习和发育有什么影响？

» 特殊的感知处理会给多动症孩子带来哪些困难？

» 多动症如何对学习和性格发育造成影响？

多动症——另一种感知方式

不经过滤地看、听、感受

在之前的两章中，您大概从理论、科学层面对我们的思想机器大脑的工作原理有了基本认识。您知道了运转良好的神经网络是发育和学习的基础，您也了解了多动症孩子在信息处理上存在的异常导致了一系列的问题。基于上述科学背景，我们接下来想要为您展示多动症孩子在发育过程中可能遇到的各种绊脚石。

发育的过程同样是经验丰富的过程。每天，我们都会发掘出新的世界、新的自己，在这个过程中，我们的体会、感觉、回忆和思想密切相关。我们既与外部环境沟通，也和自己内心的图像、思考交流。回首童年，在我们以一个孩子的身份发现、探索世界的时候，这种外部世界与内心世界的关联最为明显。小孩子会将每个身体感官都用到极致，以便观察、总结外部世界和内心世界。他们不只是听听或者看看，而是用自己的身体感官来积累新的经验。

还记得上文提到过的吗？多动症孩子越难准确记录信号（通过眼睛、耳朵和身体这些感官通道），他们的感知处理也会越发艰难，学习也是一样。

当然，这种损害在每个多动症孩子身上表现得都不一样，而且也不一定每个感知领域都会受损。

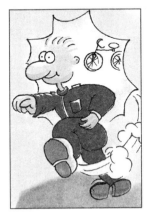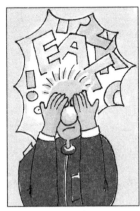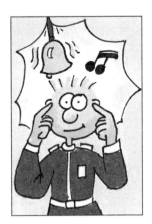

通过接下来的几个具体例子，您能了解这种特殊的感知方式会对多动症儿童造成哪些影响。

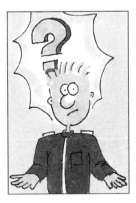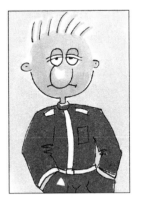

通过马克思的例子，您应该已经知道这孩子总是做什么都匆匆忙忙，只想赶紧完成任务。很多时候他只看事情表面，不好好观察，不认真听，健忘而且容易不满意。

存在问题一：看得不准确

为什么"只匆匆忙忙看个表面"？

多动症对书写、阅读、非语言交流有什么影响？

说起"感知印象"这个概念，您首先想到的是什么？是一幅画吗？如果是的话，那么您和我们大多数人一样。随着文化和历史的发展，我们逐步变成了"视觉人类"，一旦涉及信息接收和信息处理，视觉在我们的意识中总是处于第一位。

只需几毫秒，我们的视觉系统就将我们的观点从海量的图像信息中过滤出来。我们的大脑皮层中有四分之一的部分只负责处理视觉信息，如此视觉感官才能处理、认识，以及概括信息的全貌。

我们将眼睛作为"视觉天线"睁开的每一秒，都记录着当前构成眼前情境的形状、阴影、曲线或者色彩。因为我们比电脑更加厉害，我们并不仅仅看出汽车的颜色是蓝色，我们还将这个信息飞速传送给感知，把这个情境塑造成形。电脑只会做到传导出信息这一步，也就是将当前的一张脸孔与数据库里的信息进行对比，它还停留在"数学感知"的层面。

　　除此以外，我们还能判断出那辆蓝色的汽车开得极快，可能有危险。或者当您看到一张友善的脸，您能马上联想到好感、兴趣、愉快等内容。通过"眼睛"这个感官系统得来的信息会即刻通过感知处理完成释义，从而推动我们接下来的反应。这种团队合作在人际交往中是不可或缺的。

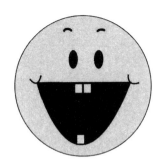

当您看到这两幅图片时，您有什么感觉？

　　您看到的不仅仅是一个圆、两个黑色的点和一些黑色的线。您从中得到的信息是"友善微笑的脸"以及"愤怒凶恶的脸"。这两张图能带动您的情感。相较于看到一张愤怒凶恶的脸，友善微笑的脸能让您觉得更放松和开心。比如，面对一个有着愤怒凶恶脸的人，您可能得再三考虑是否要向其询问某些问题。相反，友善的表情让我们觉得自己更有可能得到答案，从而帮助我们鼓起勇气提出问题。

　　您能想象一场没有丝毫表情、手势的对话吗？视觉信号对我们来说无比重要。因为它会影响我们接收信号的效果和反应方式，也影响我们的交流。我们需要用眼睛观察对方，记录信号。

　　许多多动症孩子却有着"看"的问题。他们在获得信息的时候总是缺乏兴趣，表现得迷茫或者冷漠，导致他们根本无法记录或者感知发生了什么。他们要么就是视线一直乱飘，不分主次，什么都乱看；要么就是根本没看任何东西，沉浸在自己的内心世界里。

马克思正有着这样的问题。因为注意力缺陷，他总是不能准确地"看"，他既感觉不到友善的脸也感觉不到愤怒的脸，于是他根本不知道老师在皱眉头、盯着他看，甚至马上就要走到他座位旁边。他只是若无其事地做自己的事情，等老师来了，再大吃一惊地给出夸张反应。接着他会发现老师生气地用不能错看、错听的明确信号发火："你可算回过神来了，马上给我做……"终于，马克思留意到老师在干什么了。

马克思必须了解自己这种异常的感知方式，并学着在谈话中看着别人的脸，这样他才能更好地获取那些曾经总被他错过的细节信息。对于他那棘手的人际交往来说，这一点是不可或缺的。

特殊的视觉感知以及不准确地"看"还会对什么造成影响？自然而然，它们还会对书写和阅读造成影响。

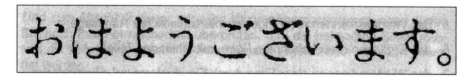

您需要耗费许多精力和时间，才能照着写下上图中的日语。不过如果是日本人来做，那就简单多了。他们已经将这些模板和字符很好地储存起来，实现了自动功能，于是他们基本不需要额外努力就能轻易将其写下。然而您却要在一撇一捺间不停挪移视线，确保自己写的是对的。而且您还得不停重新找到刚刚停顿的连接点，接着那个点继续书写。字符越是复杂，您的眼睛越难长时间停留在一个点上，仿写起来就越困难。您极有可能不小心忘掉一个勾或者圆，让日本人很难辨别您都写了什么。同样，对于初学者来说，在本子上写下"le"也如此困难。

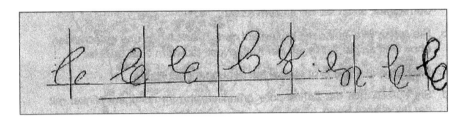

上图中的"le"随着不停复写，变得越来越难以辨认，人们甚至可能将它辨别成一个"b"。

同样的事情也发生在需要书写"Ali"和"Lila"的菲利普身上：他写的"Ali"和"Lila"让人很难一眼区分开。他的视觉感知和运动转换间的配合并不怎么好。

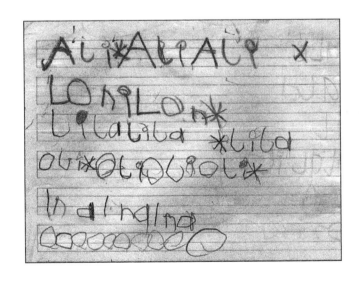

如果我已经知道一个字母长什么样，比如"l"和"e"，甚至词语"Ali"和"Lila"，我能很快将其从脑子里抓取并书写下来，并不需要一点点观察每个笔画。

为了能够"正确"地阅读和书写，我们必须仔细观察字符，识别它的"模板"，再用笔将它写到纸上。

书写时的视觉感知包含：

» 一眼滑过去的同时"获得"符号、字母或者"构词"；
» 视线从一端跳到另一端，比如从黑板跳到本子；
» 在大小不同、位置不同的情况下区分、识别一个符号；
» 在其他混乱的信息中识别出一个符号，甚至符号的一部分。

在发育过程中，我们每天都在锻炼这种感知功能。在婴儿时期就已经可以判断我们对模板的识别、分类能力有多快多好。出生几周后，婴儿就能够识别妈妈和爸爸的脸。婴儿会用笑容鼓励大人增加和他们相处的时间。

小孩子坐在椅子上，着迷地看着图画书，喜笑颜开地指着所有的狗，叫着："汪、汪！"不久后，他们变成了学龄前儿童，这时候他们会很激动地阅读类似下图的解谜书：

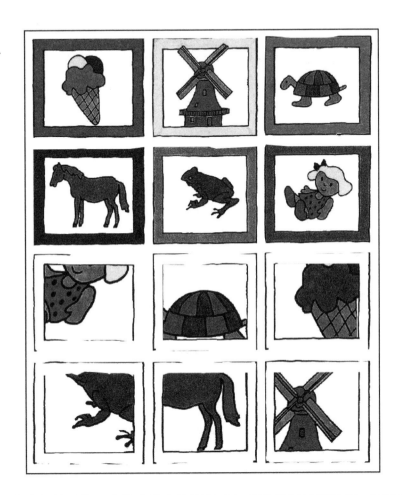

在学龄前时期，大脑成熟度和视觉感知系统已经足够厉害，让我们能够从混在一起的动物身体部位中辨别出某种动物。

对于一年级的马塞尔来说，从字母大杂烩中辨认词语的难度极大。如果他仔细看的时间不够长，他就辨别不出任何词。抄写对他来说更是个折磨，他写下来的净是些不成形的词语碎片。

　　马塞尔的同桌佩特拉则有不一样的表现，因为她的视觉感知和精细运动技能配合良好，在她身上同样的事情可能表现为：可以在很短的时间内完成抄写，因为她脑子里的字母已经完成自动化辨识，她能够即刻识别出一个完整的词语（比如"小狗"）。她不需要一个字母一个字母地查看，她甚至还有富余时间在作业本上画一只小狗图。老师也因为她的额外创作表扬了她。

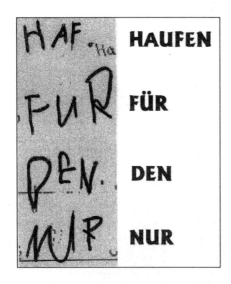

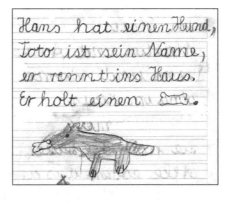

　　和抄写类似，我们在阅读的时候也需要识别字母和词语，并将其转化为语言。尽管马克思认识所有的字母，能够读出每一个词语，他也没兴趣阅读那些长句。他经常直接跳到句末，或者阅读时跳过一些句子，这导致他根本理解不了阅读的内容。他的视线过于偏离，不能够有针对性地停留在纸上。

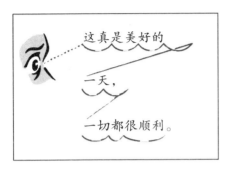 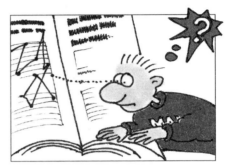

阅读时视线应该这样运转：

» 将视线对准正确的地方；

» 将视线停留在一行内容上；

» 慢慢挪移视线；

» 识别每一个字母；

» 辨认构词；

» 正确阅读。

马克思因为多动症和冲动、急躁的做事风格，他在阅读的时候却有着下列表现：

» 视线四处偏离；

» 视线不好好停在一行内容上；

» 视线转移过快；

» 错读、漏读字母；

» 难以辨认构词；

» 一团混乱，无法理解内容。

现在您应该能够了解，为什么马克思和其他患有多动症的孩子有着如此多的学习问题了。

存在问题二：听得不准确

耳朵是不是被旋转到了错误频道？

当我们还是个四周大的胎儿时，我们的"听觉机器"就已经可以正常运转了，尽管那时候我们可能才几厘米长。耳朵是更复杂的感官系统和"听觉感知"的入口。它自神经组织而来，不断为大脑这个"思想中心"提供新的信息，在晚上也一样。而其他的感觉系统，比如眼睛，基本都处于关闭状态。不过对于我们来说，这早就习惯成自然了，以至于我们根本没意识到这一点。在出生之前，我们的听觉系统就已经为我们架起了和外部世界沟通的桥梁。交流从很早以前就开始锻炼着。我们听到的不是简单的声音、词语，而是通过空间、距离、感觉和语言展示出来的世界。

交流的重要组成部分就是语言。每个孩子——不管是在非洲、亚洲还是欧洲——都通过练习准确听取声音和韵律来学习语言。从几个月大开始，孩子们就学着模仿熟悉的声音，慢慢地能够含糊喊出令人激动的"妈妈"或者"爸爸"。大多数孩子在两岁时能够掌握超过 270 个词语，到六岁时他们的词语库更是扩充到了 2600 个。

儿童时期，语言发育的成长速度极快。其中一大原因是孩子会不断听取话语、交流、自我尝试。

马克思四岁的时候说话十分搞笑。他会把"幼儿园"叫作"幼二园"，把"来了"说成"奶了"，把"吸尘器"错念成"吸铲器"。很多时候他会把长句念乱，有时候甚至会说一些莫名其妙的内容。直到小学入学，这个情况还挺严重。即使到了现在，他在语速较快的情况下还会前言不搭后语。如果他在讲话，他会说得很快且十分混乱，导致人们以为他"走错频道"了，完全摸不着头脑。而如果他特别匆忙，他甚至会忘记某些词语和名字。这种时候他要么很恼怒，要么就停下自己的讲述。

马克思并不是个例，去年有超过 20% 的幼儿园孩子和小学生存在语言发育异常情况。原因之一就是听觉感知受到了忽视。因为对视觉世界关注过度，比如看电视过多等，导致听力得不到锻炼。

不过马克思的情况还有点儿不同。他每天只被允许看半个小时的《老鼠之家》或者《芝麻街》。他的父母严格限制他看动画片，因为每次他看完动画片之后，都很难做别的事情。一旦让他关掉电视，他会大哭大闹、撒泼打滚。对他来说，看电视会一次性提供太多的刺激和兴奋。

在听觉感知和语言发育上，马克思得到了足够多的指导。他的父母说："我们认真读了每一种建议，每天努力给他读书、唱歌，带他一起做事。我们还注意让他跟其他人进行语言交流，甚至还定期带他参加音乐教育和长达一年的语言治疗。"

然而对于马克思这样的孩子来说，他们的听觉感知运转得与常人不同。因为多动症，他们不能准确获得信息，也不能正确辨别信息。他们的思想有时候就像在捉弄他们一样。他们想不起来自己已经掌握的词语。或者他们在讲述自己本来能够驾驭的内容时，说得比较快，导致顺序错乱，内容也混乱。这一切都是因为他们负责信息处理的神经生物功能存在异常。

现在，马克思是二年级学生。他那特殊的听觉感知给他带来了双重障碍：他不能好好倾听，会错过许多信息，最终带来一系列负面影响；他听得不够准确，不够细心，导致他混淆一些发音类似的内容，在听写时面临非常严重的问题。

老师这么描述他："马克思老是很快就甩手不干，因为他很难好好听讲，而且很容易被其他东西吸引注意力。今天，在我说把算术书翻到第十六页的时候，他又一次没跟着做。他总是需要特别提醒。"

在学校，听觉系统应该这样好好运转：

尽管有其他干扰音，注意力还是应该集中在老师讲的内容上。其他的听觉信息，比如汽车噪音、同桌的闲话都应该被锁在背景音里。这样最重要的信息，也就是老师的指示，才能从众多声音中被筛选、过滤出来，学生才能专心听讲。

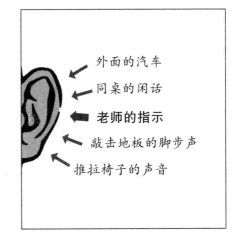

然而对于马克思这样的多动症孩子来说，他们在学校时，听觉系统是这样运转的：教室里的其他噪音和老师讲的内容在同样的尺度上。他们会因为同桌的闲话、外面的汽车发动机声音而走神。所有听到的信息一同涌进来，他很难对重要和不重要的信息进行辨别、提取和过滤。对他们来说，所谓的背景音太响了。他们因此只能听到碎片化的部分课堂内容。

您应该能够毫不费劲地想象到，这种毫无过滤的情况会导致怎样的混乱。比如，如果很多孩子同时在说话，马克思会失去重心，完全不知道大家在说什么，或者他必须得在别的孩子说话的时候插嘴，因为如果他不这么干，他就会忘掉自己想说什么。

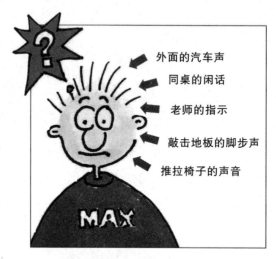

外面的汽车声
同桌的闲话
老师的指示
敲击地板的脚步声
推拉椅子的声音

MAX

未经过滤、分类的信息一次性涌入得越多，信息接收的上限就会越快被冲破，也难怪"存储器"会死机了。这种死机会让我们觉得很茫然，或者"脑子一片空白"，于是我们就想不起来哪怕最简单的事情。马克思正面临着这种情况。

马克思在团体会话和优化思维方案培训中学习了自己感知的异常之处，也获得了许多帮助。他在这种情况下也好好利用了我们的建议和诀窍，比如，他的大脑团队合作运转得更好了，因为他在听的同时也激活了第二条接收通道——眼睛。在他盯着老师看，收取到视觉信息的时候，他的听觉也会更加集中，更少丢失信息。

您一定听过俗语里的"说的跟听的不一样""听不懂话"。多动症孩子不仅仅经常一头雾水："他刚刚究竟说了什么？"或者"这两点怎么是一样的？"他们还很难理解别人说的全部内容，因为他们在掌控细节上面临困难。

请您看看马克思的听写本吧：

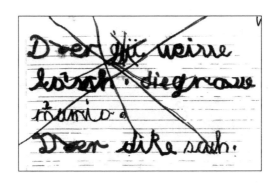

听写和阅读是马克思最差的两个方面。您也能看出来，几乎每个词都被写错了。这不只因为他没兴趣书写，还因为他很难准确将语言声音（听写）写到纸面上。这也难怪他对书写没多大兴趣。

马克思难以准确听出不同的声音。他不能很快反应过来老师说的是 B 还是 P，是 K 还是 G，是 F 还是 V，或者是 H 的长音。他必须仔细回忆"构词"，才能判断出一个词，比如"Vugs"是不是存在的词汇。正因为这种情况，他才形成了冲动、泛泛的做事方式，否则他会浪费太多时间，难以按时完成任务。

心算也是一样的，有时候他把 2 听成了 3，于是就把数字顺序彻底搞混。这样，他按照自己听到的内容，算出的答案也是错的。

您看，仅仅是信息处理中一个小环节出现问题，就能给多动症孩子带来这么多的麻烦。

存在问题三：运动技能不熟练

身体信号能被好好记录吗？

您还记得马克思写的东西吗？他把词语涂得一团乱，不按着行写，随意乱画，字体"歪歪扭扭"。如果仔细观察他写字的状态就能发现，他下笔极重。这也导致他写字时间长的话手会疼。对他来说，在进行精细运动时，很难好好控制、分配肌肉力量。

十岁的法兰克画了这么一幅自画像：

法兰克永远都在运动状态。他总在找刺激，做那些难度很高，被人看作颇为冒险的运动。他玩轮滑、滑板、室内曲线球，能玩上一天。他平衡感很好，但他还是会在急停和急起时失去平衡而摔倒受伤。他玩耍的时候痛觉感知极低，但是如果他走在上学路上，被人不小心推了一下，他的痛觉感知就回来了，他会马上生气，推搡回去。

在法兰克的自画像里，他的身体关系、比例

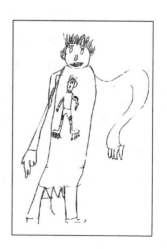

看上去很可笑，他自己也这么觉得。在进行神经测试时，他很难长时间保持站立，或者控制提线木偶做点儿什么。他不能马上辨别"左边"和"右边"。他在运动时缺乏微调能力，而且也不会按照目标计划、实施自己的运动。而针对这种情况，身体信号的正确传导非常重要。

举个例子，我们开始玩皮球前，不仅仅要先看看这个皮球，估计一下它有多重，还得控制着力气拍打皮球，胳膊和腿跟上皮球活动的方向，并在正确的时机停下拍球，让它停下来。在这个过程中，如果任意一个环节没有好好协调运作，那我们就可能会把球丢失——在我们没意识到的情况下，我们的手没及时向前抓球，或者我们的脚停了下来。

关于肌肉和关节情况的信息会不断传导至大脑这个中间站，在睡觉时也一样。它们会进行条件反射，比如受到刺激打个喷嚏。如果要进行有计划性的肌肉运动，其相关信息必须先得到记录，然后才能转化成具体行动。

注意力缺陷可能会阻碍我们对这种"身体天线"得来的信息进行记录。有时候这些信息会和其他不经过滤的内容混在一起，变得一团混乱。控制中心（大脑）和执行器官（肌肉）只能得到一大团乱糟糟的结果，导致了粗心、笨拙的后续行动。

"很早以前，他就被人叫作有点儿奇怪的家伙。很多时候他都仿佛沉浸于自己的思想世界中。他那人人皆知的心不在焉、丢三落四的事情总被不断提及。人们还总在自己的朋友圈里笑话他的外表，嘲笑他乱糟糟的衣服、不经打理的头发。不过最明显的还是当他走路的时候，他总是莫名其妙突然停下，一副好像丢了什么东西的样子。他的衣服、围巾、袜子什么的，要么就是皱巴巴的，要么就是穿错了。幸运之神永远不会眷顾他，如果他想拿一个离自己稍微远点儿的杯子，结局通常都不太美妙。他的老师虽然认为他智力超群，却又被他的学习方式弄得非常失望。这个语言表达能力极强的孩子却几乎掌握不了字母和标点符号，而且对他来说书写就跟多余的一样。于是，他提前退学了……"

上述是一段关于瑞士著名教育家裴斯泰洛齐的描述。

您是否认识那种表现得非常混乱、心不在焉、吃饭的时候总是打翻东西的孩子？或者那种从不能穿好衣服、准时吃早饭，总会因为路上的石子摔跤导致身上青一块紫一块的孩子？或者总是因为各种各样或大或小的意外受伤的孩子？上述孩子都属于多动症孩子的典型代表，而这一切都要归因于多动症带来的不精准的身体感知。

朱立斯永远安静不下来。他被人描述为一个活泼可爱的、带来麻烦的小调皮鬼。他做什么都风风火火。人们想起他时，总觉得他干什么都是一路小跑，有时候甚至像个喷气飞机一样迅猛，然而他从来不能细心做一件事情。好好用刀叉吃饭，对他来说是不现实的。将毛衣正确穿好，照样不可能。他的鞋带更是永远都缠在一起，打成死结。至于他的作业本，更是乱七八糟。有时候他写满一页；有时候他漏掉一页；有时候更是直接从某一页的中间开始书写。他的书法更是一团歪歪扭扭、大小

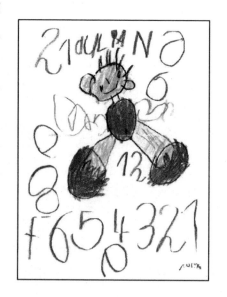

不一的符号混杂物，老师通常根本没办法辨别他写了什么。

于是，他参加了注意力训练及身体感知练习，通过每周两次的学习，他学会了：

> » 如何正确管理自己的行动，而不是总表现得需要让别人操纵自己的"赛车"一样；
> » 如何完成自己的目标；
> » 如何在"赛程"开始之后更好、更安全地抵达目的地；
> » 如何正确计划自己的"加油阶段"。

在这个过程中，朱立斯学会了如何更快地"行驶"，也学会了如何在急停和急转弯的时候看看周围，保持平衡。他也不再将自己看作一团乱，而是觉得自己能够有目标地完成自己的工作（比如书写）。

运动令朱立斯感到惊奇欣喜，他能够通过运动发泄自己的压力，帮助自己的身体去感觉，获得更好的运动协调力。然而这点不是他的专属，许多其他多动症孩子也有同样的情况。通过运动，他们学着掌握自己的身体平衡，让自信心得到提高，还能缓解在学校久坐造成的问题。很多时候，这些孩子在踢足球时总是格外不知疲倦，而且踢得很好。他们也由此通过足球联盟获得了与其他人交流和收获友谊的机会。

信息接收不足、记录不当究竟影响到了哪条感知通道？这点在每个患有多动症的孩子身上都有所不同，也就是拥有个体差异性。举例来说，某些孩子的听觉感知比身体感知受到的影响更多，而某些孩子则是刚好相反。对于每个孩子来说，了解他们个体信息处理的强项、弱项是非常有必要的，因为只有这样才能为他们寻找到合适的发展道路，帮他们学着弥补自己的弱项。

我们不能只关注孩子的一种信息感知，我们需要了解孩子整体发育的情况。因此我们需要对孩子的全部感知领域进行详细测试，了解其天赋及障碍，这样才能给予有效、有用的协助。

只研究身体感知是远远不够的。当然，伴有多动症状的多动症孩子通常会表现出一些较为明显的、不协调的行为。然而也有那种身体感知良好的多动症孩子，有时候他们还在体育运动和绘画方面表现极佳，比如艾琳娜。

艾琳娜（九岁）自三年级开始，问题日益增多。她神游天外、难以专心、写作业极慢，而且每次写作业时都会肚子痛。她写作业的时候经常犯一些粗心大意的错误。自从她得了 3.5 分，她对学习的兴趣也消失殆尽。她越来越内向，还常常愁容满面。曾经，她也是个讨人喜欢的孩子，因为她十分灵敏，还有很多很棒的主意。然而现在，她的自信心完全归零。

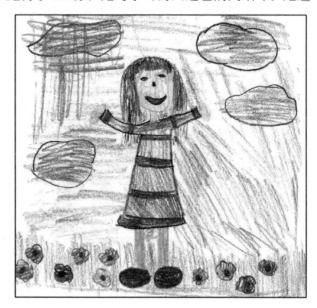

艾琳娜患有不伴有多动症状的多动症。她的视觉感知和听觉感知存在障碍，但身

体感知一切正常，运动技能方面更是十分出色。通过她的画，我们也能看出这一点。

身体感知和运动能力的联系十分紧密。我们可以通过神经研究来了解肌肉是如何协同运作的。书写和绘画多少有些类似：我们通过笔和手部的运动将想象和符号呈现到纸上。

我们如何能够了解一个孩子的运动能力？通过详尽、复杂、大量的测试，还是仅仅通过一项学龄儿童都会做的小小检测，也就是让孩子画一幅简单的房子或者人来了解？其实有人已经归类总结出详尽分类，要通过孩子的"绘画测验"来判断其运动能力是否符合年龄水平。

现在，让我们看看菲利克斯和金的画。他们都是五岁大，而且夏天都要上小学。

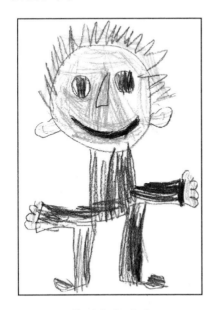

菲利克斯的画

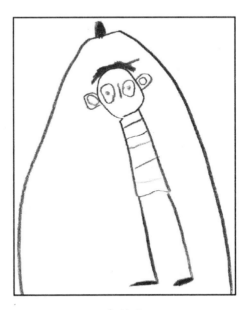

金的画

我们能够非常明显地看出，菲利克斯画得更好。他完成了一个复杂的人的绘画，有眼睛、耳朵、鼻子、嘴巴、胳膊、手、腿和脚。

金对笔的掌握却不那么好，导致她只能画出一个脑袋、一个身体以及两条抽象的腿。在接下来的检查中我们也得知，金的身体感知并不是那么好。她的手和手指不怎么协调，她会用三根或四根手指抓着笔，十分用力，导致自己手疼，甚至会折断笔尖。她总想赶紧完成任务，耐心坚持不到五分钟。她坐不住，老想跳起来做新的事情。绘画时她也会很快走神，导致她甚至没留意到自己忘了给小人画上胳膊。

我们对金进行了详细的多动症检测，发现她注意力缺陷和与之相关联的感知处理缺陷导致了发育障碍。她的智力发育水平符合年龄，能够完成逻辑计算和联想。然而她的这些能力平时表现不出来，因为她总是做事太匆忙了，显得马大哈，她甚至没耐心学怎么使用笔。要想适应学校生活，金需要马上得到帮助。

让我们再来看天赋极佳的丹尼斯所画的两幅画：

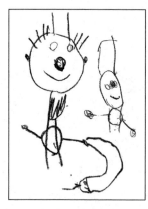 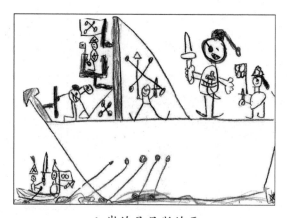

六岁的丹尼斯的画　　　　　　　　八岁的丹尼斯的画

六岁的丹尼斯完全没兴趣耐心画画。他只是随便"涂抹"出了一个人。第一眼看去，人们会觉得他很明显发育迟滞。然而通过接下来的检查和测试，人们会被惊住：他对动物、技术类东西和宇宙飞船的了解比很多成年人还要多。他能够想出很棒的、充满想象力的故事，并将其讲述出来。有时候他说得太快了，以至于人们很难跟上他。在认知能力方面他甚至超过了年龄水平，他属于那种"天赋极佳的孩子"。

然而他太闹腾了，太缺乏动力了，导致很多时候人们会对他产生不好的第一印象和错误的看法。要想了解他的创造力和天赋，人们必须得对他充满耐心，和他多多相处才行。然而对他的幼儿园老师来说，这可并不容易。他拒绝做老师提议的一切事情。他总是评价："无聊。"除此以外，他还会在团队中窜来窜去，折腾得其他孩子也不得安宁。甚至在冬天，他也被要求在班级门口站着。他总是很伤心，没人认可他那很棒的玩耍的主意。他总是沉浸在自己的幻想世界里，以至于他在同伴需要他配合行动的时候也停不下来。这种情况下他就会表现得仿佛在抗议老师的要求一样。有时候情况会恶化升级，吵吵嚷嚷也在所难免。

如果仅仅因为不能好好绘画就不能上小学的话，那对丹尼斯来说将是一个巨大的灾难。因为幼儿园里的课程对他来说已经太无聊了，能否上小学这个决定应该通过详尽检查和各项发育指标的评估来做。

从这个例子我们可以看出，一个简单的"绘画测验"不能满足发育评估的要求。

从第二张图片中我们看出，丹尼斯八岁的时候已经能够画一些更为复杂的图画，然而内容上还是比较粗浅、不细致。对他来说细节并不重要，他只想在很短的时间内用画笔将一个海盗争斗的故事展现在纸上。通过他的画您很容易想象出这个故事，因为他画得的确生动形象。遗憾的是，在作业本上情况就不是这样的了。他的作业本里一切都是圈圈叉叉，让老师没办法读。

经诊断，丹尼斯患有伴有多动症状的多动症。

通过治疗（优化思维方案）以及使用药物，他现在能够很好地管理自己，保持专心，完成他认为"无聊的任务"。他能把自己的知识准确地带到课堂中。同样的，他也能几乎不犯错误地写出别人能够阅读的内容。计算对他来说一向不是问题。自从他能够更专心、细致地做测验，他也不再犯那些数不清的粗心大意的错误了。

第二学年末，学校建议他的父母让他跳级。

有时候能够通过药物疗法改善精细肌肉控制能力（书写能力），请看马尔文的例子。他的老师一度无法辨别、阅读他写的字母。

在马尔文身上人们可以很容易看出药物治疗和刺激剂的作用。第二篇文字的书写和第一篇只隔了两天。

不过我们不能指望治疗方法都能如此快地显出成效。有些孩子就算没有多动症带来的问题，书写也一样歪歪扭扭。有时候是因为总强制孩子写出漂亮的字体，而榨干了他们对书写的兴趣。这种情况下和老师单独谈谈是非常有用的。举个例子，对于某些孩子来说，如果能让他们通过电脑完成社会课、生物课等冗长的作业，他们会如释重负。

如果想看看多动症带来的身体信号记录不全还会造成哪些影响，那么请看这个案例：自主排尿发育迟滞。

莫里斯已经八岁了，上二年级，然而他还不能好好控制自己的膀胱。他已经跟不少医生和治疗师打过交道："首先他们会带我做一堆检查，接着他们会观察在药物帮助下尿裤子的情况会不会得到改善。我还接受过游戏治疗，以及需要爸妈跟我一起参与的所谓的家庭谈话。然而痛苦的情况根本没有好转，我还是会尿湿裤子。我只能在最后一秒才感受到尿意，如果我不能马上找到卫生间的话，我就只能尿裤子。"

他自己和父母都很绝望，并不仅仅是
因为尿裤子，他在学校还有一系列问题，
他每天都要惹出点儿事出来：他不够专心，
总是犯错，有时候还吵闹、讨人厌。莫里
斯说："希望有一天我能拥有魔法，让自
己的裤子保持干爽，不被尿湿。"

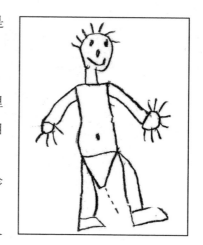

通过我们的检查和测试，莫里斯被诊
断为患有多动症，伴随着感知处理异常。
他在玩耍的时候会忽视"膀胱满了"这个
信号，因为相较于去卫生间，他正在玩的事情更有意思，这可不怎么妙。
通过讲解和治疗，他的注意力得到了改善，他也能够理解其中的关联。现
在他已经能够及时上厕所了，尿裤子很快将不再是个问题。

存在问题四：感觉混乱

感觉变得一片混乱？
多动症孩子的内心经历

像马克思这样的多动症孩子很容易陷入一团混乱中，因为他们缺乏计划和观察的能力。在之前的例子中我们已经看到，冲动、马虎的感知风格会给他们的学习和人际交往带来哪些影响。

然而那还不是全部，内心感觉世界也可能很快陷入混乱。大脑中不同的印象、思想和情感也并不总能被好好分类，有时候它们也绕来绕去，乱七八糟。在外部也就会表现为情绪波动，从"激动高兴"突然变成"伤心哭泣"；写作业时脑中一片空白；害怕被人拒绝、自我评价极差。

多动症孩子不仅仅在看和听这两方面缺乏注意力和耐力，他们在感觉信息记录、分类（比如，高兴、害怕、失望、生气、激动）上也面临着注意力及耐力不足的问题。直接、尽情地发挥创意和感觉虽然能在团队和工作过程中带来激情，但也可能带来灾难。

七岁的卡佳从来不觉得找人交流沟通是件困难的事。她总在跟人打交道。她能跟每个人聊起来，也不怕跟大人说话，永远都精力满满。她总能冒出新点子，在没什么可玩的情况下也能玩起来，以便保持不无聊的状态，不过她总需要观众。如果卡佳被派去挥舞"停止牌"或者绕着操场跑圈，她班上的大多数孩子都会感到高兴。卡佳总是想给其他人分配角色，发号施令。如果其他人想当"指挥官"，情况就会变得很糟了，因为卡佳难以接受。只要她参与了某个活动，活动必须得按她的节奏来才行。在家的时候情况则完全不同了，她总觉得家里特别无聊。按计划做事情时，她会抱怨连连；如果让她做一件当前她不那么想做的事情，她会怒火冲天——而基本上爸爸和妈妈让她做的所有事情都属于这种情况。

卡佳也会哭泣，会觉得自己受到了不正确对待而泪水涟涟。因为总在跟人争论，她永远也安静不下来。有时候卡佳的父母完全摸不着头脑，因为她的情绪会 360° 大反转，过一会儿又仿佛什么也没发生，她的愤怒、失望和伤心就仿佛被风突然吹跑了一样。

大卫虽然已经八岁了，却还是害怕自己一个人入睡。他白天全天都刹不住车，表现得像个"猛男"一样无所不能。然而当夜幕降临，只有他自己的时候，恐惧也跟着跑来了。这时候他就会不停地问："妈妈去哪儿了？"只有当爸爸或者妈妈坐在他床边的时候，他才能入睡。灯也必须开一整夜。他多么想跟自己的好朋友一起过夜呀，然而他不相信自己，也不想在朋友面前暴露自己害怕的事实，因此他完全不能参与班级出游的活动。他希望自己能尽快找到一个改善的方法。

这种忽冷忽热的感觉对每个人来说都是棘手的、压力极大的。超过80% 的多动症孩子的感知一片混乱，这会影响性格发育，导致明显的情感异常。

这些孩子的感知分类缺陷、难以控制的情绪爆发、差劲的自我感知和移情能力，与在幼儿园、学校、交际圈内日益增多的失望和伤感组合在一起，在后续发育中引发了巨大灾难。由此也造成了失败、伤心和被人否定的恶性循环。他们绝佳的创意和灵活度几乎表现不出来。自信心更是被挤到了墙角，岌岌可危。他们会觉得自己是替罪羊、失败者、局外人。他们的思想和感觉会变成这样：

» "我就是一团糟。"

» "我觉得我就是个笨蛋。"

» "学校好无聊，但是我其实也想好好表现的。"

» "老师好刻薄，为什么不能表扬我一次？"

» "字体漂亮就是一切了吗？我就是做不到啊！"

» "我根本学不会阅读和书写，但是每一门课都得用到它们俩。"

» "我总要把所有东西都写两遍、写三遍，我完全可以用这个时间干点儿别的有意义的事情啊！"

» "每天下午我都不能踢球，总有写不完的作业、练习题！"

» "跟我比起来，我爸妈总是偏爱我那个一本正经、傻乎乎的妹妹！"

» "我真的一点儿都不讨人喜欢吗？"

» "我也不想对什么事都发火，但是我就是控制不住，也停不下来！"

» "我真的也想做好，我每天都这么下决心。"

» "我对学习一窍不通，反正不管我做什么都是错的。"

» "所有人都想让我怎么怎么样。每个人都这么拖拽着我。"

» "一整天都是对着我抱怨，从来不会表扬我。"

十岁的凯觉得自己仿佛有两个人格：一个招人喜欢、有礼貌、感性，另一个则因为一点儿小事就发火，停不下来。他不停地问自己："我怎么才能把两者融合在一起，让他们变为一体？"他觉得自己情绪波动较大，总是很负面。通过治疗和对多动症的了解，他现在不再这么觉得了。现在在家里他展示出了自己的另一面。所有人以前都只能感觉到他的不平衡和不满意，然而现在他却像一朵花儿一样绽放了，获得了自信心。他能够跟同班同学好好相处，甚至还被邀请去参加别人的生日派对。之前他可从来没被邀请过。终于，他在学校也体会到了成就感，而且学会了相信自己，去参加了柔道和网络比赛。除此以外，他现在还学会了如何对待挫折。

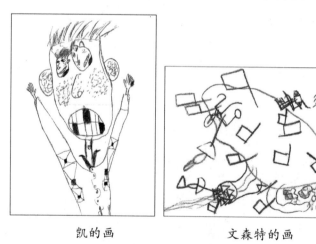

凯的画　　　　　　　　文森特的画

八岁的文森特总觉得自己脑袋里乱糟糟的。如果他接收过度的外部刺激，他就会变得烦躁不堪。他总是因为一点儿小事就爆炸，比如当他妈妈让他写一个字母之类的事情。他把这种情况下的感觉画成了《脑中想法》一画。他更愿意默默缩回自己的壳里，自己跟自己玩。他能够这样自娱自乐长达数小时。他难以融入团队，在团队里他总是过度紧张，慌慌张张。

两个月的治疗后，他完全像变了一个人。他能够参与别人的对话，学会了等待，还能对其他人表现出兴趣。他现在几乎每天下午都会跟别人对话，也能跟其他孩子一起玩耍，不需要妈妈总给他当裁判了。

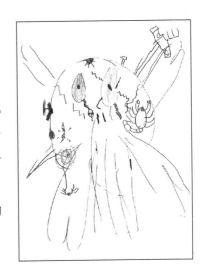

雷奥在学校里过得很不容易，他已经因为别人承受不了的行为转过一次学了。他不会好好听从指令，还会因为一点儿挫折就情绪爆发。在智力测验中他的结果符合年龄水平，然而因为他的多动症导致他难以完成"履行任务"这个过程，因此在学校里面临了极大困难。他的主要问题就是冲动，他描述自己的行为很到位："有时候我就是一点就炸，脑子里横冲乱撞。"

万亚因为自己的多动症在社交行为中面临很大问题。在幼儿园的时候他总是表现得很狂野，到处喧哗，很少遵守规矩。他对失望的容忍度极低，很快就会对其他孩子表现出攻击性。他在团队里实实在在是局外人的角色。一方面他精力十足，另一方面他又表现得十分内向和胆怯。在度假的时候，他对周围环境完全不熟悉，因此他会小心翼翼躲开一切，把自己藏起来。

他能够很好地自娱自乐，但是玩的都是那些比较刺激的游戏。他最喜欢玩战争游戏，用水枪玩幻想游戏。他画的内容通常都是令人害怕的东西，比如幽灵或者忍者神龟。跟我在诊所的时候，他画了一幅画，画里所有的鱼都在流血，在他的画里，小鱼根本没有活路。

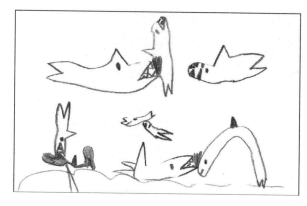

万亚其实是个敏感的、胆怯的孩子，总觉得自己很渺小。他行为中表现出来的"超人"形象其实并不是他。他看不起自己敏感的一面。通过帮助和治疗，他的自信心得到增长，能够在学校好好坐着写作业了。打斗对他来说不再那么重要。上一次来诊所的时候他画了一个非常漂亮、和善的雪人。

尽管那些在他参与治疗前认识他的老师还以手扶额，觉得他无可救药，他在治疗后还是成功进入小学。他现在做得很棒，在学校里绝对不会再被当作问题孩子看待。

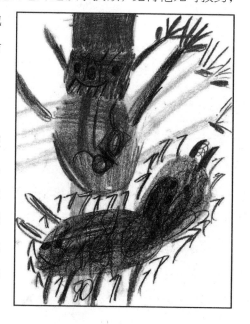

简描述自己体内的愤怒小人，因为"他"总是出现，而且不受控制。"他"有很多胳膊，总是很生气。经过学习，他知道了如何在内心世界亮起"红灯"，也知道了如何驾驭那种"不断发展的愤怒"，由此更好地控制自己。比如，现在他能够去花园慢慢浇花了，也能在房间里玩沙堆，这样他能够更好地控制自己的怒火。

家长的感受

并不只有马克思、朱尔、卡佳、大卫、凯和其他多动症孩子常常处于一片混乱的感觉中，他们的父母和老师也面临着类似的情况，所以他们怎么可能知道孩子患有多动症呢？

很多时候父母也找不到头绪。早晚有一天，他们会陷入不知道该怎么办的境地。他们为孩子和他们的未来陷入深深的忧愁，在担忧、愤怒和恐惧中摇来摆去：

> »"这是我的错吗？"

> »"就算他想，他能做到吗？"

> »"这孩子怎么就意识不到自己该做作业了呢！"

> »"我的孩子才不笨，但是他为什么在学校就是不行呢？"

> »"我们教育失败了吗？"

> »"明明这么可爱，还很会体谅人，他怎么能突然对兄弟姐妹发这么大脾气呢？"

> »"成绩好才能上文理中学啊！"

> »"他什么时候才能有个朋友！这太让我伤心了！"

> »"为什么他所有的朋友都被气跑了？"

> »"他能不能哪怕停下来一次，别把自己当老大了行吗？"

» "内心那么柔软,外在却表现得跟个坦克一样——敏感且充满攻击性。"

» "有时候我都要炸了,什么都完成不了,哪怕我已经指导他上千遍了。"

» "不管干多少事情,都是有始无终。"

» "我也是个人啊,谁会想想我有多难呢?"

» "我的孩子为什么总要态度180°变来变去?"

» "为什么我们不能像其他人那样冷静讨论事情呢?"

» "他这次真的练习准备了很多!但是为什么还是5分?"

» "他在学校又被老师批评了,这样的孩子根本没办法管教。"

您是否也有着下面类似的希望,哪怕只有一天,也想忘掉"妈妈"这个职业?

» 不用从早到晚监督甚至干脆自己替孩子做穿衣服、刷牙、整理房间这种日常小事;

» 不用像个家庭作业老师一样催着孩子写作业,往往光是开始写就要纠缠许久,写完还得继续练习听写;

» 不用为孩子的日程操心;

» 不用注意甚至还得跑去送那不知道第多少次被孩子忘带的运动鞋、帽子、手表之类的东西;

» 不用担心孩子再一次把作业本扔到池塘里;

» 不用再当孩子学校问题的情绪垃圾桶,不用再被惹怒。

一个患有多动症的孩子会让你的生活绝不"无聊"。总有什么事情发生，总有什么问题需要被管管。许多家长在这种情况下都被要求很多。早晚有一天他们也会抵达承受临界点，他们的担忧、绝望，很多时候还有怒火、不理解，会反过来决定他们的思想和感觉。

下面这种情况就很考验家长的神经：

西蒙的妈妈就快到了崩溃边缘。西蒙已经六岁了，再上几周幼儿园，他就要上小学。他的妈妈这么描述自己的日常生活：

上午

8点10分：

西蒙醒了，冲着我大喊大叫，他不想起床，于是抗议地叫嚷。

8点30分：

来来回回不知多少个回合，最后还是我帮他穿上了衣服，否则的话他绝对不会自己好好穿。就算这样，他倒是还记得跑到弟弟的房间，把人家的贴画册子给扔了。于是又是一轮的争吵和打闹。

8点40分：

西蒙该吃早餐了，又是喊了他十遍才来。

8点50分：

西蒙什么也不想吃，又是一轮争论。

9点15分：

就因为要走五分钟去幼儿园，他就抱怨个没完。他一定要开车去，或者被抱着去，就是不愿意走。

12点10分：

从幼儿园接他回家的路上他又抗议，大哭了一路，就因为我没开车。

12 点 30 分：

午餐时间又不停地随便站起来，去卫生间，绕着乱跑，喋喋不休地没完没了。

12 点 50 分：

西蒙要去花园里玩。我让他顺便用水管浇浇花，又一轮吵闹抗议。

下午

1 点 20 分：

他又跑来跳去，因为他想看电视，我不让他看，于是他号啕大哭。

2 点 30 分：

去公园的路上又是停不下来的抱怨、责骂。

4 点 45 分：

因为公园里的其他孩子不愿意跟他一起玩，西蒙哭了。他又试着骑自行车，但是他不会骑，于是他又哭又闹，说都是我的错。

5 点：

西蒙开始玩别的"游戏"，拿着一块石头舞来舞去，我不得不制止他。

5 点 30 分：

开始看《海绵宝宝》，一整天了，他总算安静下来了。

6 点 30：

吃晚餐。又一次因为甜点又哭又闹。他想无限量地吃冰激凌。

7 点：

喊了六次，还是没换衣服、洗脸、刷牙。不管让他干什么都只会抗议，必须得我帮他干才行。

7 点 20 分：

我给他们读书的时候，西蒙和弟弟吵起来，就因为谁能坐得离我近一点儿。事态升级——他抓咬了自己的弟弟。

8 点：

西蒙该睡觉了。然而他还是喊了我五次，因为想喝水、想开着灯，等等。他就是不知道什么是适可而止。

9 点 30 分：

终于清静了！希望到明天早上之前都能保持安静！

通过父母研讨会和解析访谈，西蒙的妈妈找到了孩子多动症和行为方式之间的关联。尽管对于许多人来说，那不足以成为理由，但她说："这样人们才会知道，为什么我们要坚持下去。被确诊之后，我们收集了许多与多动症有关的信息，学会了该怎么更好地教育孩子。过去，我和丈夫总是错误地将一切都归罪于西蒙的差劲行为，几乎没有一场和孩子的谈话能不吵不闹，和平结束。现在，我们制定了规则，而且将其纳入实践。为了分担压力，我们两个会提前商定好谁来陪着西蒙进行晚上的活动、陪他入睡。而另一个人则可以不被打扰，保持良好心情干点儿其他的事情，比如读报纸之类的。这样也能帮助自己恢复精力，这一点非常重要。"

老师也处于冷热交织的情绪中

老师和多动症孩子打交道时也不那么容易，他们平时会遇到下列类似情况：

» "缺乏教养的孩子，蹬鼻子上脸。"

» "难以置信的差劲社交行为。"

» "总是不停地惹人生气，需要请家长甚至校长出面。"

» "让我怀疑自己是否适合当一个教育工作者。"

» "我从大学里学来的一切内容在这孩子的行为面前都没用。"

» "我必须得一直保持严厉，根本没机会尝试一些新的教育方法。"

» "这孩子让老师必须当个权威来管束他，然而我是想当学生的朋友的。"

» "专心和合作对这孩子来说就是个巨大的灾难。"

» "学习行为：5分。"

» "其他家长会给我施加压力，他们不想自己的孩子受到负面影响。"

» "我怎么才能把一切都做对？"

» "除了各种缺点外还有很重要的一个学习问题——读写困难。"

» "作业本极差。"

» "只有被人管着才会写作业。"

如果老师和其他与多动症孩子打交道的人能对多动症多一些了解，他们就会更少地感觉束手无策或者愤怒。只有这样他们才能不把孩子很多愚蠢荒谬的行为归罪于自己，从而为多动症孩子以及班级里的其他孩子提供帮助，提高他们的学习成绩。

多动症对发育造成哪些影响

由于信息处理和感知处理存在异常，多动症孩子可能会遭遇许多对发育和性格发展造成负面影响的问题。下面是简单的多动症儿童问题表格：

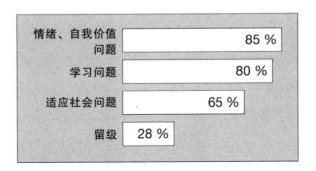

情绪、自我价值问题　　85 %
学习问题　　80 %
适应社会问题　　65 %
留级　　28 %

多动症引发的系列问题

这项通过科学研究得出的数据表格每天都在我们诊所中得到验证。最明显的是多动症孩子情绪发育上的问题以及他们极低的自信心水平。因为他们的行为和他们存在异常的信息处理方式，相较于其他孩子，他们会更经常地招来他人的厌恶，更难得到认可、称赞和积极支持。他们不仅常常陷入迷茫，还容易因为他人感到悲伤。

» 85%的多动症孩子有着情绪问题和自我认可问题。

» 经过检查的多动症孩子中大约80%有额外的学习障碍。异常的信息处理方式以及感知处理障碍会导致一系列学习问题，比如尽管智力符合年龄水平，却依然读写困难。

» 大约65%的多动症孩子在适应社会、社交方面存在问题。其中大多数是伴有多动症状的孩子，他们不经思考、惹人讨厌、莽撞的行为常常招来怒火和警告，也因此显得异于常人。

» 大约30%的多动症孩子都曾经留过级，尽管他们的才能和智力水平和同班同学没什么不同。

由此可见，多动症孩子在发育过程中会经历这么多负面、沮丧的经历，得到的认可越少、日常生活中遭受的失败越多，他们的勇气和动力也就越少。就这样，负面经历的螺旋转得越来越快，导致自信心越来越少，直到有一天孩子自己会想："我就是个笨蛋，什么都做不好。"这会引发孩子的反弹，从而对性格发育造成不良影响。

负面经历的螺旋——一个恶性循环

无论如何也要打破这个沮丧气馁的负面循环。这也是可能实现的。越早发现多动症，就能越早开始为孩子提供帮助。通过积极的经历能够帮助孩子提高动力，完成一些需要努力的

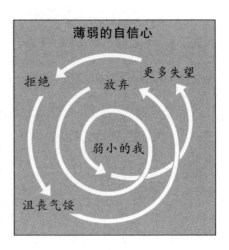

薄弱的自信心

拒绝　　放弃　　更多失望

弱小的我

沮丧气馁

事情，而且自信心的增强也能够帮助性格发展走上正确的道路。

积极经历的螺旋——挣脱恶性循环

这个积极经历的螺旋对每个多动症孩子来说都生死攸关。因为就算是多动症孩子也有优点，不过，只有当他们的优点被发掘出来且得到认可，他们的缺点才能日益变小，最终从负面经历的恶性循环中挣脱出来，变成积极经历的螺旋。

如果想知道人们如何才能在这条道路上陪伴多动症孩子，如何才能提供有效的帮助，请您阅读第六章。

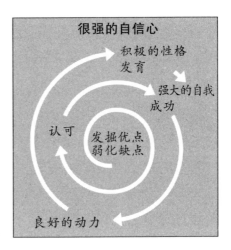

很强的自信心

积极的性格发育

强大的自我成功

认可

发掘优点弱化缺点

良好的动力

重点小结

◎ 如果感知处理良好，所有身体天线则能得到准确调试，看、听、感觉都能完美运转。

◎ 多动症孩子的天线设置不佳，处理信号的过滤器运转不良。多动症孩子会不经筛选过滤地看、听和感觉，这导致了学习上的困难。

◎ 因为学习困难，多动症孩子陷入负面经历的螺旋，他们的自信心一天天变弱。

◎ 如果想要帮助多动症孩子，必须通过帮助和认可将他们的负面螺旋扭转成正面螺旋，这样多动症孩子的自我价值感才能得到提高。

6

为家长、老师、儿科医生和
临床医生准备的优化思维方案

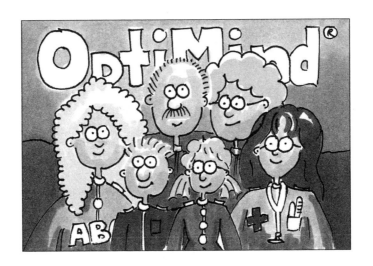

» 多动症孩子如果想要达成自己的目标，要与哪些重点问题做斗争？

» 您该如何帮助多动症孩子，以免他们在人生的赛道上停滞不前？

» 照顾孩子的团队能做些什么？团队中的成员应该承担哪些任务？

主要针对哪些难点？

在之前的章节中您已经读到了许多多动症孩子的案例，这些孩子在成长的道路上会面临数不清的问题，人们该怎么为他们提供帮助呢？

现在，请您将一个多动症孩子想象为一名赛车手，赛程就是发育的道路。通过许多训练赛，赛车手学会掌控赛车，完成阶段性目标。这些目标可能是：

» 积极的经历；

» 完成任务；

» 发育成长进步；

» 学习成就。

而天赋和特殊才能也是其中的重要一环。赛车由发动机来驱动，没有发动机的赛车是跑不起来的。当然，赛车手并不能孤身一人完成任务。他的团队会陪伴着他，为其提供帮助——也就是父母、老师、儿科医生，以及其他与赛车手打交道的人。团队里的成员为赛车手提供建议、诀窍，为他打开新世界的大门。他们负责保障动力，保证赛车在跑道内行驶。

多动症孩子在赛程中可能会发生什么？

比如，马克思不能等待加油，他总要匆匆忙忙地启动赛车（冲动）。
他总是风风火火，只会考虑如何才能开得更快，导致他经常看不到目标在
哪儿，甚至有时候不知道到底应该朝着哪里开（没有大局观）。有时候，
他在比赛开始时还会因为找不到车钥匙（健忘）而火冒三丈，大发雷霆。
当然，这也不是他一个人的责任，其他人也难辞其咎。这种情况下他会喋
喋不休，只顾着发火以至于完全忘记了该跟其他人一样参与比赛这件事，
完全不能专注于自己真正重要的任务（无法专心致志）。

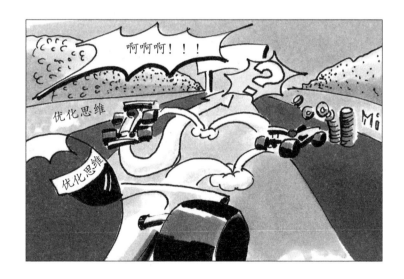

对他来说，往哪儿开，怎么开，都不那么重要（缺乏计划），还没开
始的时候他就感觉自己已经抵达终点了。对他来说，战略、计划是根本不
存在的事情。

在有的比赛中，他还会少开一段路，或者开过头；不能好好转弯，或者错过路标。他总要多走点儿弯路（要比其他人多练习），比其他人多耗费一个小时来完成比赛，甚至还会不慎受伤。他太偏爱油门了，以至于他忘了刹车的存在，一不小心就冲过头，卡在路沿上。这种情况下，有时候不仅仅车子会被撞得坑坑洼洼，马达甚至还会熄火停转（学习动力为零），赛车手自然也变得灰心丧气（自信心极低），甚至有时候还会受到伤害（很多小意外，瘸腿，头疼，等等）。

偶尔，他倒是能够把车控制在赛道内，不冲出去，但是车子又总是不停熄火（感知处理障碍），让他不由得生闷气。他没能好好操纵赛车，该右转的时候没有右转。除此以外，他还十分厌恶赛车的比赛规则（讨厌遵守规则）。他倒是更愿意自己拍拍脑袋，擅自制定规则，这样就能胡乱抄些近道。

当他又一次冲出跑道，卡在路边石头上时，他开始骂这白痴的跑道设计，骂那些挡着他路的其他赛车手。他的大多数怒火最终会发泄在自己团队的人身上。如果这种愤怒过于剧烈，他就有可能伤害到团队中的人（异常社交行为），团队中的人甚至会因此甩手不干。

马克思经历的不尽如人意的训练赛和比赛越多，他重整旗鼓再次参赛的兴趣就越低，他会越来越不想努力。尽管装备极佳（天赋和才能），他依然很难抵达终点。

朱尔更喜欢一个人静静开车（内向），因为其他发动机的杂音会让她精神紧张（杂音敏感）。该启动车子的时候她会像马克思一样找不到钥匙，尽管她之前已经为之做了准备，计划要把钥匙放在同样的位置。然而计划得再好，她还是容易犯错误，不小心将钥匙忘在口袋里，以至于在下次开车的时候还是找不到钥匙。不过她倒不像马克思一样急匆匆的，因为她更喜欢悠闲地慢慢开，这样她才能看看蝴蝶、小花什么的（容易走神）。有时候她甚至会在比赛途中下车，坐在路边神游天外（想入非非）。自然啦，她开得一点儿也不快，甚至不知道比赛后面还有什么赛程内容。她完全忘掉了要开到终点这件事（缺失大局观），于是对生活的怀疑也就这么随之而来："我做不到（自我否定）。"

朱尔会忘记行驶指令，一团混乱，以至于她有时候不记得该怎么转弯、加油、刹车（工作时脑中一片空白）。她的团队已经极其不耐烦了，昨天进行训练的时候明明做得很好，现在怎么又什么都做不到呢（自信心极低）？有时候她的思想就这么卡在某个地方，导致她忽视了下一个指示牌，最终偏离了赛道。偶尔她紧张过了头，甚至想要放弃。幸运的是她最终还是坚持了下来，没有中途退赛。

发动机（动力）因为一次次的错误尝试磨损得厉害，到最后根本就转不起来了，于是很多时候车子抵达不了终点。再进行下一次比赛的时候，赛车手会更使劲地转动马达，尽管他们用其他手段（天赋）也能启动车子。

优化思维方案赛车队分析了赛车手的问题（诊断），并为之制定了一套训练方案，希望能够帮助多动症孩子抵达终点（治疗理念）。

您在第三章中已经读到，人们该如何发现、评估这些或大或小的倒霉事情和灾难，现在是时候找到为赛车手们提供帮助的办法了。团队（赛车手、父母、老师、儿科医生、心理医生等）中的每一个人都要充分了解对问题的分析，同样也得了解孩子的优缺点，以及该怎么对它们进行妥善处理。

都有哪些有效帮助？

了解多动症，对赛车手和赛车的异常之处获得基本认识，这是团队成功合作和克服困难的前提条件。同样，只有当赛车手知道自己在哪里应该避免失误，知道赛程的全局情况，他们才能采纳、实践他人的建议。只有在非常了解自己赛车的情况下，他们才能学会怎么驾驶、驱动车子。他们需要批评的意见，但更需要他人的支持。如果他们从教练那里只能得到批评和抱怨，那么他们很难做好。提升动力和提供结构性训练能够帮助他们抵达终点。与此同时，好的团队精神也必不可少。

虽然相较于别的赛车手，多动症孩子需要进行更多的练习，但最终他们也能牢固掌握比赛规则和要点。许多流程化的内容会随着时间的推移慢慢变成本能，让他们就算在睡梦中也不会遗忘。这样他们才会知道，比赛前制定训练方案（比如周计划、作业计划）、自己画一画弯道可能的走向、多注意指示牌、不走错方向等办法能提供多少帮助。当然，遇到不同的比赛他们必须得重新做一遍上述准备，否则的话还会犯粗心的错误。

在团队的帮助下，赛车手能够学会如何更好地操纵赛车，完成指令。如此这般，他们也能学会怎么恰当地踩油门，以及如何在遇到停止路牌的时候及时刹车（控制冲动）。

赛车手能够和团队一起抵达终点。大家能够一同庆贺胜利，并对合作产生更多的兴趣。

为了让赛车手找到合适的方针，赛车手自己以及他的团队都得学习优化思维概念。

哪个环节特别薄弱，就需要对哪个环节进行特别的、有针对性的特殊训练。这个时候自然也需要专家提供额外的帮助，加入团队为孩子进行运动疗法、言语治疗，等等。

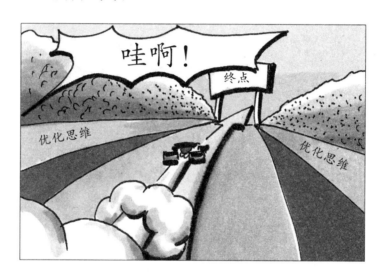

部分多动症赛车手的马达磨损过多，导致他们经常熄火，停在半路。这种情况下就要考虑是否要给马达额外添加润滑油。润滑油指的是刺激剂类的药物，对于继续行驶来说不可或缺。（详情请看第十章）

赛车手完成比赛的次数越多，他就越容易接受新的挑战，也能够更加投入比赛，甚至能更从容地面对失败和挫折。

如此一来，通向终点的道路会更平稳，更顺畅，也可以说："跟团队一起，用优化思维方案走向成功。"

优化思维方案的团队理念

每个多动症孩子都需要一个团队来帮助他们加入比赛，找到正确的路径，并最终抵达终点。要想帮孩子取得成功，团队中的每一个成员都需要承担特定的责任，因为每个人都是某个领域的专家。

优化思维方案的团队

每个团队成员都要满足基本前提，他们需要：

» 知道"赛车手"是个多动症孩子；

» 知道多动症是什么以及它不是什么；

» 做好认真对待多动症的准备；

» 做好和其他团队成员有组织、有条理地共同协作的准备；

» 做好为多动症孩子付出努力的准备，哪怕需要很多耐心，花费精力，还会带来不少压力；

» 永远试着站在多动症孩子的立场上看待问题；

» 相信多动症孩子，相信大家能够成功。

父母：

你们是团队中的中坚力量，因为你们能够在情感上给予孩子最大的支持，平时和孩子相处的时间也最多。

你们的任务：

» 自己多了解与多动症有关的信息；

» 与您的孩子沟通什么是多动症以及什么不是多动症；

» 与孩子协同努力解决问题；

» 找到孩子擅长的事情；

» 支持、鼓励并帮助孩子提高他们的个人天赋、能力和强项；

» 了解孩子能做些什么；

» 帮助孩子感受积极经历，带他们体会正面的事情；

» 如果遭遇困难请保持冷静，控制住自己的情绪，增强自己的耐心；

» 别接受任何人错误的劝说，也别让其他人随便给您打上"差劲父母"的标签；

» 通过"结构化方法"（计划、列清单、协商）帮助孩子完成日常任务；

» 与老师沟通孩子的情况以及孩子的多动症；

» 争取和老师组成一个团队，大家协同合作，让孩子在幼儿园或学校得到帮助；

» 和老师说明白您希望达成什么目标，以及要怎样达成这个目标；

» 和孩子的老师保持密切联系；

» 与儿科医生沟通孩子的情况以及孩子的多动症，大家一同商量该怎么为孩子提供帮助；

　　» 将每天和孩子打交道的人都纳入团队，把他们拧成一股绳。

多动症孩子：

　　团队围绕你运转。只有当你和团队共同协作，尽自己的最大努力，团队才能取得成功。

　　你的任务：

　　» 了解多动症；

　　» 记住，你不是笨蛋，你只是在神经生物上存在某些能够被治愈的障碍，这和智力一点儿关系也没有；

　　» 和你的团队一同协作，开放地听取他们的建议。没人想让你怎么样，大家都和你处于同一战线，想要帮助你；

　　» 找到自己都有哪些特殊天赋、能力和强项；

　　» 珍惜自己的才能，发挥自己的能力和强项；

　　» 认真阅读本书的第九章和第十一章。

学校老师：

　　您是很重要的一员，因为您是多动症孩子在家庭环境外打交道最多的人。也就是说，您相应地也能为他们提供很大帮助。

您的任务：

» 了解多动症；

» 从父母那里详细了解多动症孩子面临的情况；

» 别跟多动症孩子的错误行为较真，他们并不是存心想要挑衅您；

» 根据多动症孩子的诊断来改变对待他们的方式（对待伴有多动症状
和不伴有多动症状的多动症孩子，方式有所不同）；

» 在班级里解释您为什么会在某些特殊情况下给予多动症孩子特殊待遇；

» 给多动症孩子提出额外的不同要求，帮助他们跟上课程，让他们能
够适应、完成学业；

» 不放过任何一个帮助多动症孩子融入集体的机会；

» 和孩子的父母一同找到孩子的天赋、能力和强项；

» 和父母一同商定具体的帮助孩子的措施和方法；

» 定期从父母那里了解孩子在家里表现的情况；

» 定期向父母提供孩子在学校表现的情况；

» 尽管有时候真的遇到了糟心事，也要控制自己，没什么值得让您跟
孩子发脾气，因为多动症孩子并不是笨蛋，他们也不是故意惹您生气的；

» 重点阅读本书的第八章。

儿科医生

尽管您并不是每天都和多动症孩子在一起，但团队需要您的力量来克
服种种困难。

您的任务：

» 了解多动症；

» 从父母那里详细了解多动症孩子面临的情况；

» 判断孩子属于哪种多动症类型（伴有多动症状的多动症还是不伴有多动症状的多动症）；

» 决定孩子是否需要额外的心理治疗、语言治疗或者其他特殊治疗；

» 决定孩子的发育是否需要额外的治疗支持；

» 和孩子的父母沟通下一步应该怎么走；

» 定期了解孩子在学校和在家的最新情况；

» 认真阅读本书的第十章。

心理医生和临床医生：

和父母、老师、医生等日常和孩子打交道的人一样，您也是团队的一员。每个团队都需要一名有着专业知识的成员。

您的任务：

» 了解多动症；

» 从父母那里详细了解多动症孩子面临的情况；

» 诊断孩子属于哪种多动症类型（伴有多动症状的多动症还是不伴有多动症状的多动症）；

» 决定多动症专家（比如专科医生）的介入是否有必要；

» 和孩子的父母沟通下一步应该怎么走；

» 定期了解孩子在学校和在家的最新情况；

» 与负责为孩子治疗的医生进行交流。

您可能觉得上述的某些任务理所应当，就跟赛车需要加油一样，根本不值得专门拎出来讲，但就算是赛车，也有专人来负责加油这件小事。只有团队中的每个人都认真对待每一件小事，团队和赛车手才能抵达终点。

优化思维方案的团队项目

优化思维方案的团队项目是在优化思维方案团队理念的基础上产生的。我们在接下来的章节中会为您介绍每个团队成员需要的详尽的指导、计划和清单。

也许您对与您相关的章节更感兴趣一些，但是请您也读一读和其他团队成员有关的章节，因为一个优秀的团队中每个成员都要了解其他伙伴。

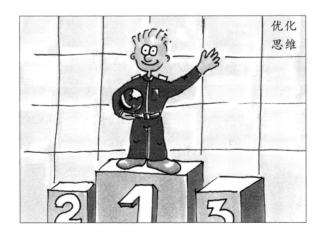

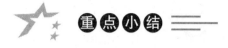

◎ 因为信息和感知处理障碍，多动症孩子很难驱动自己抵达"目的地"。弯路和过多的阻碍让孩子及其他人的生活都变得无比艰难，以至于他们忘记了终点在哪儿。

◎ 多动症孩子需要比其他人进行更多、更长期、更艰苦的训练，这样他们才能将自己的智力和才能转化为成功。

◎ 他们无法自己完成这些任务，必须有人不停训练他们。

◎ 要想抵达终点，多动症孩子需要一个团队。这个团队的成员必须了解孩子的问题，能够协同为他提供结构性帮助，且每个成员都要承担特定任务。团队成员有：父母、老师、儿科医生、心理医生、临床医生、兄弟姐妹和其他每天和孩子打交道的人。

7

优化思维方案： 给家长的建议

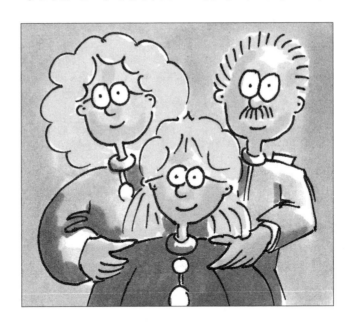

» 作为父母，您对多动症孩子而言有多么重要？

» 为什么只有在您的帮助下，您的孩子才能取得成功？

» 您该如何完成自己的任务？

父母——打开成功之门的钥匙

亲爱的父母们，没有你们的帮助什么也做不成。令人棘手的孩子一直存在，而且未来也不会突然消失。过去，这些孩子被人简单粗暴地称为"讨厌鬼"，直到今天，也不是每个人都知道大约有 8% 的孩子因为在信息处理上存在神经生物学异常，而比其他孩子棘手许多。这种令人伤脑筋的孩子让身边的人束手无措，他们总是显得那么"突出"。

研究资料显示，患有多动症的孩子中接近 60% 在写作业上面临困难，近 40% 在妈妈打电话时会制造麻烦，近 30% 在访客来访时表现不佳——很明显，他们存在问题的概率比未患有多动症的孩子要高得多。在遇到这种古怪的孩子时，人们总会下意识地归罪于某个人。这时，孩子的父母就常常被当作罪魁祸首。于是，一条充满荆棘的道路被铺在父母和孩子面前。父母和孩子都会察觉到，他们并不能实现外界给他们设定的期望。

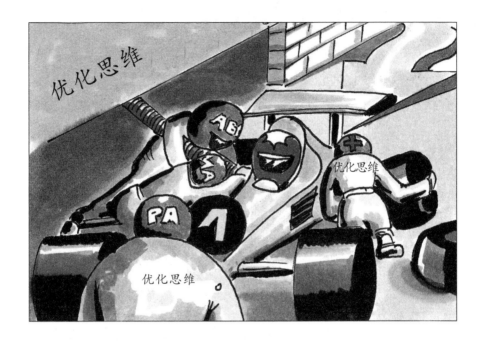

于是，事情会变成下面这样：

» 伴有多动症状的多动症孩子可能会表现得十分顽固，攻击性强；

» 不伴有多动症状的多动症孩子通常很内向，不愿意与人接触；

» 孩子的妈妈通常很绝望，处于精神崩溃的边缘；

» 比起在家，孩子的爸爸更情愿去工作；

» 许多父母的婚姻会因为"棘手的孩子"走向破裂。

亲爱的父母，正如您看到的那样，您处于优化思维方案团队的前锋位置。接下来，请让我们向您展示几个例子，来说明您的作用有多么重要。

七岁的安德莉亚直到今天也从来没能哪怕一次只靠自己单独完成作

业，每次都得妈妈帮助她才行。今天是妈妈生日，安德莉亚打算自己写完作业——作为给妈妈的生日礼物。她为之做了计划，然而写数学作业的时候她涂涂抹抹了好多遍，导致本子上一团乱。

做完作业后，安德莉亚骄傲地把作业本和书放在桌子上。她喊道："妈妈！快来！我给你准备了一个惊喜！"妈妈回喊道："稍等，我正在打电话呢。"安德莉亚等不及了，她不停地喊："妈妈快来，妈妈来啊，我很着急！"很明显，安德莉亚的妈妈变得焦躁、不愉快、有点儿生气。她一边爬着楼梯，一边想："这让艾莎阿姨怎么想我们？我居然连安

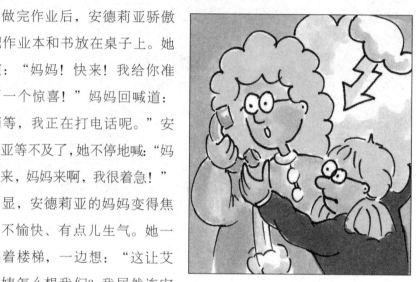

安静静跟她打五分钟电话都做不到！"等妈妈来到了书桌前，安德莉亚骄傲地展示："看！为了你，我做了作业！"然而妈妈的反应却和预想的不一样，她抱怨道："安德莉亚，你只做了书本上的作业内容吗？而且看看你的计算结果犯了多少错误！这就是你给我的礼物？"

八岁的卢卡斯在当地被人称为"混乱船长"，也因此从来没被人邀请参加过生日派对。其实今天也应该跟往常一样才对，然而他的新同学克里斯蒂安刚刚转学过来，邀请了所有的同班同学——卢卡斯也在其中。卢卡斯非常期待这场生日派对，然而对他而言，派对却提前画上了句号。

首先，他把碳酸饮料弄翻，洒在了卡洛琳的羊毛衫上，然后他又在玩游戏的时候把唯一的道具勺子弄断了，接着，他在玩猜词游戏时不停地乱插嘴，也不管有没有轮到他。克里斯蒂安的妈妈将他带出房屋，想让他冷静一下，然而却因为满屋子的热闹忘了把他带回屋

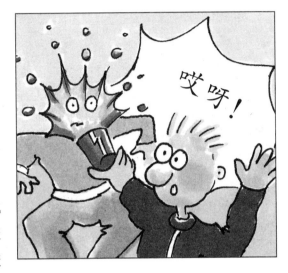

里。卢卡斯站在外面，感觉非常无聊。他在院子里跑来跑去，到处乱看。改建中的房子让他很着迷，他一步步沿着阶梯走上去，在房梁上发现一个鸟巢——恰在此刻，一只小鸟从鸟巢里掉了出来。这时候，他当然得乐于助人，伸出援手，他爬上了房梁。不久，人们发现了他的危险情况，吵吵嚷嚷地聚集在外面，想办法营救他。人们嘟囔着："这孩子不只是笨，而是疯了！他是想自杀吗？"

十三岁的苏珊娜在经历昨天的糟心事后，下决心今天在课堂上要好好跟上思路，然而几分钟之后，她就又开始神游天外。老师喊了她好几次，都没能把她拉回来。全班都在笑，数学老师则说："苏珊娜，这也太过分了。我喊了你三次，你却一次都没反应过来。对你来说，我就是空气，似乎你对数学课完全不感兴趣啊！我求求你，就算厌恶数学，也别表现得这么明显行不行？你再在我的课上走神一次，我就要请家长了！"

放学后，苏珊娜伤心地回家。她花了差不多四个小时才写完作业。等她终于写完作业的时候，今天下班比较早的爸爸回到了家中，要跟她一起练习数学。命运怎么这么糟糕呢！她想着，完全跟不上爸爸那过于发散的讲解。爸爸很不耐烦，对安静坐在那里的苏珊娜吵嚷道："我们每个人出生的时候都什么也不懂，然而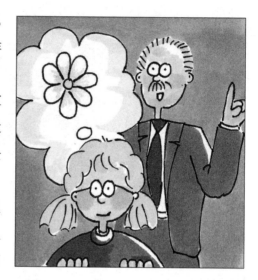你直到今天还是什么都没学会！而且看上去，你似乎根本不觉得什么都不会是个问题！走开，别出现在我眼前了，我一秒都不想看到你！"

一个小时后，苏珊娜在爸爸妈妈离开家去看歌剧后，终于哭了出来。她站在卫生间的药柜前，自言自语："对我来说，活着又有什么意义呢？"

上述三个例子表明，对于父母来说，冷静、积极、鼓励地面对自己家的多动症孩子有多么艰难。不过，我们同时也能看到，要想把多动症孩子从负面循环中解脱出来，父母的作用有多么重要。

其他妈妈大概率也会做出和安德莉亚的妈妈一样的反应，打电话的时候她已经因为自己女儿冲动的行为有些不高兴了。她无法理解孩子的这种行为，也不知道孩子什么时候才会停止类似表现。她只是感到束手无策，理所应当也感到了愤怒。这种愤怒在她看到女儿涂抹得乱七八糟的作业本时，上升到了一个新的台阶，因为她感觉自己为女儿作业做出的一系列努力都浪费了，她也不觉得安德莉亚做了什么了不起的事情，更别提表扬孩子了。尽管安德莉亚其实已经做到了许多：

> » 她没有拖延，马上着手写作业；
> » 她知道该写哪些作业；
> » 她顺利地独立写作业；
> » 她写完了作业；
> » 她没有借助其他人的帮助，自己写完了作业。

而在卢卡斯的例子中，我们能看出，最开始对于克里斯蒂安的妈妈来说，他是多么的"棘手，让人神经紧张"。因为冲动，他不停地惹麻烦。这种一如既往的糟糕表现，仿佛就是为了惹人生气。对于克里斯蒂安的妈妈来说，卢卡斯的行为是无法控制的，因为他完全不遵守规则。他爬上房顶的行为——这个行为来源于他的"冲动""不会估量风险"以及"自发性想要帮助他人"——将他变成了一个彻头彻尾的局外人。他被人看成"疯子"。有了一次这样的经历，他估计很难被人再次邀请去参加生日派对。他会被钉死在局外人这个身份上。卢卡斯积极的那一面——使不完的精力和乐于助人的精神——因为他缺乏常识的行为而难以表现出来。

苏珊娜的例子则展示出了成年人多么容易和多动症孩子的行为较真，因为他们总是将孩子的行为看作对自己的挑衅：

» 苏珊娜的行为——三次喊苏珊娜，却一次都没得到回应——让她的老师很生气。"不回应点名"在数学老师看来就是一种挑衅攻击。苏珊娜的行为不会被看作不专心，反而被当成"故意不认真听讲，对课程缺乏兴趣，有意挑衅老师"。她的老师不会明白苏珊娜多么努力地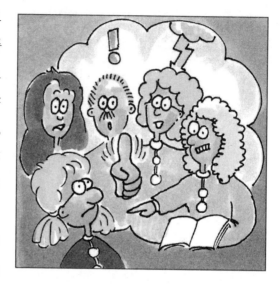想要专心听讲，对这个孩子来说，思维发散、偏离有多么痛苦。这种错误的解读让苏珊娜在生活中陷入绝望。

» 苏珊娜的爸爸难得不用加班，他想要用这难得的时间和女儿好好相处。他不会去想，小孩子在一天的忙碌后也需要一点儿自由放松的时间。他不觉得自己帮女儿学习这件事不会有什么结果。尽管苏珊娜想要跟着爸爸学习，然而她难以听懂他那过于发散的讲解。最后，爸爸觉得自己付出了宝贵时间，却什么都没得到，于是他陷入失望无助。他难以控制自己的情绪，进而伤害到了孩子的感情。

多动症孩子每天都在经历类似的事情，这损害了他们进一步的情感发育（详情请看第五章关于"负面螺旋"的内容）。

父母和老师都不是故意这么做的。因为对多动症缺乏了解，他们的帮助措施根本起不到什么作用。

在这一点上，父母必须赶紧行动起来，帮助孩子。亲爱的父母们，缺乏这一点是万万不可的，团队中的每一名成员都必须学习怎样做才能帮助赛车手抵达终点。

如何帮助您的孩子处理脑中乱局

信息和说明

大多数时候，成年人之所以在和多动症孩子打交道时屡屡受挫，是因为他们对多动症知之过少。只有足够的信息和正确的说明才能够帮助他们，而且主要针对下列三种人群：

> » 在家里和孩子打交道的人；
> » 幼儿园或学校的老师；
> » 多动症孩子自己。

如果家里和孩子打交道的人对多动症一无所知

第一点，如果您想要帮助多动症孩子，您要做的第一件事就是增加对多动症的了解。

第二点同样重要，作为照料孩子的人，您必须负起责任，承担对孩子情况进行说明的任务——特别是如果幼儿园或学校的老师对多动症缺乏了解。

这并不是一件简单的事情，我们在这里为您提供几个说明多动症的时候能够用到的小诀窍：

» 根据需要告知他人多动症的情况，但不要把自己孩子患有多动症这件事弄得人尽皆知。很多孩子，特别是青少年是非常敏感的，比如，如果在超市排队时听到别人谈论他们的问题，会严重伤害到他们。

» 如果您能用适合儿童的方法把多动症这一情况告知孩子的兄弟姐妹，会很有帮助。这个时候可以考虑使用前面赛车的比喻做讲解。

» 如果您的孩子在一个人面前表现良好，也就是说他们没有暴露出异常之处，甚至在和此人相处时还能得到夸奖（这种情况在一些多动症孩子身上的确可能发生），那么您不需要对这个人进行多动症相关的说明，您只需要为孩子的优良表现感到开心就够了。千万别试着跟这个人解释您的孩子跟其他人不太一样这件事。

» 如果您的孩子在别人家做客时通常都表现不佳，您不要只是安慰自己："下次情况就会变好了。"更好的处理方式是在做客前先跟对方孩子家长聊一聊自己孩子的特殊情况，并一起为孩子可能出现的异常表现做点儿准备。

» 您应该为所有参与孩子成长、教育的人讲解多动症，并鼓励他们严肃对待这个问题。这里指的是保姆、老师、足球教练、网球教练、钢琴老师等。不过只有当出现问题的时候，您才需要跟运动教练或兴趣班老师说明情况，因为如果多动症孩子对某件事情有极大兴趣（比如运动），他们通常会表现出色，积极参与配合。至于爷爷奶奶，如果他们没有参与到孩子的日常抚养中来，您无须为他们进行讲解。偶尔拜访一次爷爷奶奶的时候，您完全可以放肆宠溺一下自己的孩子，让他们随心做自己想做的事情。

不过保姆和参与抚养孩子的爷爷奶奶无论如何也得知道多动症的情况，因为只有这样，大家才能拧成一股绳。下面我们列出了全家应一起遵守的养育多动症孩子的共同规则：

» 您很爱孩子，却也要恪守规则。作为孩子的抚养者，您制定规则，也要确保孩子遵守规则。"不行"就是"不行"。

» 别跟无关紧要的小事较真。如果您的女儿用粉色上衣搭配红色裤子或者是在脑袋上别了一个紫色发卡，别唠叨她。

» 用日常任务和组织结构为孩子提供一片宁静的天地。

» 跟孩子对话时请保证说得清楚明白。

» 一旦情况变得极为不妙，请"按暂停键"。

"按暂停键"意味着，如果孩子的某些异常行为过于极端了，那么您需要帮他"脱离出来"。比如，如果在家，您可以将孩子带到一个单独的房间，让他冷静一会儿。如果不在家，您可以试着找一个安静的地方作为替代。您应该从小就训练孩子"按暂停键"的能力，因为孩子还小的时候，您能够很轻松地抱着孩子，把他带到暂停地点去。请在"按暂停键"时保持使用同样的、直接明了的语言,比如,"停下!"记得说话的时候也要配上相应的手势。如此一来,随着时间推移,您的孩子就会养成一看到类似手势,就知道要停下来的习惯。重要的是,"按暂停键"之后,别再翻旧账,比如说什么"你为什么不这么做?""你又不听话了!""果然,一如既往的差劲"等。暂停之后您最好继续按着原本的计划做本来要做的事情,等上一个小时,再心平气和地和孩子谈谈之前发生的事情。

重要的是,抚养孩子的团队必须遵循同样的规则和教育理念。爸爸和妈妈更是必须得保持统一。

如果幼儿园或学校老师对多动症一无所知

如果您有一个多动症孩子,您最要紧的任务就是将幼儿园或学校老师拉到同一辆"战车"上,得到他们的支持。不要让老师成为您的敌人,而要把他们变成"盟军"。只有这样大家才能站在同一战线,共同为孩子提供帮助。

亲爱的父母们,如果你们想和老师们保持良好合作,那么你们得知道下列事项:

孩子的多动症早晚有一天会在学校对老师和同学造成伤害。甚至,哪怕孩子在家和在幼儿园的时候没表现出来任何异常,这种虚假的平静很多时候会在小学被彻底打碎。三分之一的多动症孩子无法顺利毕业,尽管他们的智力水平与同龄人相当;28%的多动症孩子会面临留级。这些事实不怎么美妙,不过也并不代表前面没有希望的曙光。父母和老师的良好合作是打开成功学业之门的钥匙。

和老师谈话的诀窍：

» 初次谈话时，请勿带有偏见。

» 请不要戴着有色眼镜看待孩子的老师。我们中的很多人小时候在学校都有过不愉快的经历，一些人认为，老师是孩子发生问题的罪魁祸首；还有一些人觉得老师不理解自己的孩子，他们阻碍了孩子健康愉快的学习，这都是有色眼镜。

» 请您和老师约好时不要迟到，尊重老师的时间，不要拖延。

» 请您不要毫无准备地开始和老师的谈话（尤其是第一次谈话）。谈话前请您在家为谈话内容打好腹稿，或做好笔记。

» 请您当一个良好的倾听者。尽管有时候您可能想赶紧把跟孩子有关的事情都一吐为快——也请您控制住自己，先听听老师想说些什么。如果老师哪里说得不清楚，请您有礼貌地进行提问。

» 谈话时用正面的内容开场——比如，您的孩子在学校都获得了哪些乐趣。

» 如果老师不知道孩子患有多动症，或者他们对您指出孩子有某些异常行为，请您实事求是地跟老师坦白孩子患有多动症这一事实。

» 请您尽力做一个问题解决者，而非问题制造者。您的孩子生理上有着某些缺陷，这并不是老师一个人的责任，您需要和老师一起行动起来，跟老师一起分析孩子的需求，帮助孩子，而不是像个局外人一样袖手旁观。要问这个问题："我们可以共同做些什么？"

» 请您表现得有礼貌、冷静、克制。相反，如果您表现得攻击性极强、防御心过剩、充满敌意，那么您很快会被当成无理取闹的家伙。

» 请您带着一颗开放的心，用放松的心态面对一切。哪怕您跟孩子相处时十分费劲、非常疲惫，也请您放平心态，因为老师也希望能够放松地跟您进行谈话。

» 您需要了解老师在和您孩子相处时有哪些地方做得很棒，请您对老师这些"额外的工作"给予表扬。请您想想，老师和我们其他人一样，也需要他人的反馈和表扬。

» 和老师分享您对孩子强项和弱项的了解。咨询老师的意见，且认真思考老师给出的回答。

» 我们通常很难从他人的角度看问题，也很容易拒绝他人的观点。如果您的孩子哪里做得不对，请您不要随便袒护您的孩子，请务必实事求是，就事论事。

» 和老师沟通您希望和老师一起组成团队帮助孩子这一想法。

和老师共事的诀窍：

» 保持联系。比如，如果您想要保证孩子第二天上课所需要的材料和上交的作业都准备齐了，那么您得把这件事当成工作，每天都跟老师保持沟通才行。

» 请务必注意让孩子早上能按时完成所有事情，这样孩子才能按时上课。

» 积极参与学校活动。学校举行校庆、春秋游等活动的时候，请主动参与，积极贡献自己的力量。

十分幸运，世上有许多愿意和家长共同努力、携手并进的老师。我常常不断从孩子的父母那里听到诸如下列评价："这位老师真的太棒了。""如果没有这位老师，我的孩子会一事无成。""希望我们的孩子在接下来的学年还能遇到这么好的老师。""这位老师正是我儿子所需要的。""我每周都和老师沟通菲利普的情况，老师尽到了最大努力。"

如果在您已经做到最好的情况下——您严格遵照上述建议，在和老师共事时做到最棒——还是存在某些问题，那么也许老师的有些做法不妥。而造成这种问题的原因有很多种，举个例子：

麦女士和斯蒂文斯的老师进行过一次谈话。她很有礼貌地请求老师的协助。麦女士说出"帮助"这个词之后，斯蒂文斯的老师感觉压力很大地解释说，斯蒂文斯并不是他们班上唯一有困难的孩子。班级里的孩子从 22 人增加到 30 人，老师的工作量已经严重超标，这让她很难再单独努力为某个孩子提供特殊帮助。

如果您遇到了这种情况，请您联系校长或心理老师。很多时候，老师之所以会拒绝家长的额外请求，是因为他们担心自己无法胜任这种特殊任务，或者他们就是害怕额外的工作。这种时候，如果您能制订出明确的帮助计划，或者是在别的地方帮老师减压（比如其他人或是您自己承担复印工作、圣诞节筹备，等等），有时候能够让老师答应合作的概率大大增加。

和乔治的老师的谈话有些不尽如人意。乔治的妈妈希望老师能够为她的儿子提供某些具体帮助，然而老师却一直对"提供具体帮助"这个话题避而不谈。老师不停地说些"每个孩子都需要全世界的帮助"之类的废话。然而乔治的妈妈又不需要和其他孩子打交道，她只是需要搞定乔治这一个孩子，而她需要老师的帮助。她只是想要跟老师表明，为什么她的孩子需要坐得离讲台更近。

很多时候，这种类型的老师会说，希望您也看看那些学习好的孩子，希望您能理解他们，作为老师已经尽了最大努力。这个时候，您需要对老师的说法给予肯定，表明您也看到了那些学习好的孩子，然而老师却不仅仅是学习好的学生的老师，而是所有学生的老师。而眼下，就有这么一个学习不那么好、需要帮助的孩子。而且，您希望从老师那里得知，你们双方可以一起努力做哪些事情帮助孩子提高。

有的老师还会这么说："在我的整个教学生涯中，我还没遇到过这么差劲的学生。我上师范的时候没学要怎么应对这样的孩子。"他并不是拒绝和父母共同努力，而是不知道该怎么办。这个时候您不要觉得老师不愿意帮助您，而应该积极为老师提供多动症相关的资料。

"如果您的孩子不赶紧学会写作业、准备课堂材料、停止看着窗外走神或者和同桌开小差的话，他极有可能要留级。"您不仅需要跟老师沟通都需要做哪些事情，还得告诉老师，您的孩子因为多动症较之其他人需要更多结构化的帮助。您可以请求老师的帮助，让他和您一起制定一份协助孩子的方案。比如，让老师帮您每天认真检查孩子的作业本；写明白今天都留了哪些作业；给孩子调换一个离老师近一些、离窗户远一些的座位。

"这个孩子迄今为止真的是什么都没学会。他来我这里学习之前需要寻求特殊教育的帮助。"如果遇到了这种类型的老师，您需要跟老师说，您认为教育多动症孩子是您生命中最大的挑战，而且您成功地让孩子在家表现良好，以及，如果您的孩子知道您和老师共同努力，那么孩子进步的概率会大大提高。

如果您的孩子对多动症一无所知

如果您的孩子还没有从医生或者治疗师那里详细了解与多动症相关的信息，那么第三个重要步骤就是为您的孩子讲解相关内容。和照顾他们的人一样，孩子自己也十分需要了解多动症相关的知识。因为很多多动症孩子在大概四岁的时候就会意识到自己和其他人略有不同。珍妮对自己的妈妈说："我不被允许和其他小朋友一起在玩具角玩耍，做攀爬游戏的时候更是没人愿意跟我一组，吃早饭的时候也没人想坐我旁边。妈妈，我是不是跟其他人不一样呀？"

多动症孩子有某些障碍，这些障碍会在生活的很多方面对他们造成影响。除此以外，他们还有着某些特殊的能力，然而这些能力有时候还会惹来别人的怒火，比如，卢卡斯突发奇想地要帮助屋檐上的小鸟，不懂三思而行会带来很多麻烦。

孩子们能意识到自己与他人的不同之处，然而他们也希望能够和其他孩子一样"运转"，但是他们并不知道，自己身上有哪些"异常"。如此一来，很多孩子在成长过程中都觉得自己是笨蛋、懒虫，而且变得越来越内向、自闭。因此，多动症孩子非常需要了解自己的多动症。只有当他们知道自己身上哪里和其他人不同，他们才能知道如何处理这些异常。不能等孩子长大了，变成一个成年人，才让他们问出："您真的觉得我不是笨蛋、懒虫或者疯子吗？"

请跟您的孩子说清楚，多动症不意味着愚笨或者不好。借助前面提到的赛车的比喻，跟您的孩子讲讲多动症是什么。同时，请务必跟孩子说明，多动症不是他们不做自己不喜欢事情的借口。尽管他们患有多动症，他们还是能够自己穿衣服、穿鞋、刷马桶、搞卫生、铺床、写作业。

也许您会发出疑问："我要怎么做好这些事情？我又不是只有一个孩子。"没错，帮助孩子需要时间，而您现在投入的时间最终会为您的整个家庭带来收获。

理解与支持

帮助需要时间："家庭中的平等"

有问题的孩子需要别人，尤其是他们的父母，在他们身上花费很多时间。如果您有多个孩子，请不要因为区别对待每个孩子觉得愧疚。我们所谓的平等对待每一个孩子，并不意味着用完全一样的方式对待每个孩子，而是说，针对不同孩子的需求，给他们提供不同的帮助，来促进他们的人格健全发育。

请看下面这个案例：

佛罗里安觉得阅读很难。他跟妈妈说好了要勤奋学习，所以他每天晚上都练习阅读，坚持了足足两周。她的妈妈也因此给了他承诺的奖励。于是他的哥哥凯文跑过来叫嚷："我呢？我什么奖励都没有吗？"妈妈和凯文解释说，佛罗里安是因为特别勤奋才得到了奖励，凯文目前没什么奖励可拿。

每个孩子都不一样，因此每个孩子在家庭中需要的东西也是各异的。请您尝试着根据每个孩子的不同需求给予反馈。

因为冲动、马虎和健忘，多动症孩子常常会给他们的兄弟姐妹带来很大压力。

请看马克思的例子：

马克思冲入弟弟的房间，因为他想跟弟弟分享一件极其重要的事情，但他没留意弟弟拼好的、心爱的乐高玩具，直接把它撞散了。

再来看看朱尔的一个例子：

早餐时，朱尔和弟弟约好放学后一起去阿姨家。然而弟弟放学后怎么也等不来朱尔，因为她早就忘了要去阿姨家这件事。

多动症孩子真的能把自己的兄弟姐妹带入绝望和痛苦中，因此，不能仅仅关注多动症孩子，而忽略其他孩子。这一点非常重要。只有这样，其他孩子才会知道，他们不应该希望自己的多动症兄弟姐妹"消失"。

举个例子，乌力知道只要自己咳嗽或者清清嗓子，他的多动症哥哥弗兰茨就会发火。但是今天在吃饭的时候仅仅因为有点儿无聊，弗兰茨也莫名其妙发火了。弗兰茨刚从椅子上愤怒地跳起来，乌力就嚷道："妈妈！求助！他今天又不对劲了！我还没咳嗽呢他就生气了！"

发生争吵时，多动症孩子的兄弟姐妹通常很小心地把罪责推出去。请您在孩子争吵时将他们分开，将孩子分别送到不同的房间去。单独跟每个孩子谈话，别偏爱

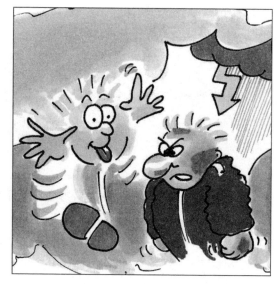

某一个。如果孩子告状，别理会。请您给孩子营造一个对他们提合理要求的家庭环境。成为一个讲理、认真的父母并不容易，每天都会面临新的困难和挑战。不过就算生活十分艰辛，也请您千万别丢掉自己的幽默感，更别忘了您时不时也需要奖励、表扬一下自己，偶尔也要放下肩膀上的担子。记得给自己一点儿"远离孩子"的个人时间，您不需要每分钟都跟全家人一起度过。

请奖励自己和配偶至少一个晚上，或者一个周末甚至一周"远离孩子"的假期。因为如果有一个让人操心的孩子，夫妻二人都会承受巨大压力，需要偶尔释放。

您也有必要偶尔跟其他孩子一起做一些多动症孩子不参与的活动，比如，去爷爷奶奶家拜访。多动症孩子的兄弟姐妹偶尔也需要单独"霸占"父母的时间。

十四岁的艾琳娜非常高兴自己能够每两周跟妈妈单独去一次咖啡馆，喝一杯热巧克力，观察其他人，时不时聊两句。她患有多动症的弟弟尼古拉斯不能参加这个活动。艾琳娜说："因为尼古拉斯，我妈妈很少有时间关注我。单单是陪着尼古拉斯做作业，就能每天花费妈妈至少两个小时。不过我不觉得伤心，因为妈妈从来不会爽约我们定期的'母女下午茶'。下午茶的时候我能够安安静静地，单独和妈妈说点儿知心话。"

您和孩子未来还会一起经历无数好的、坏的时刻，但是请您记住：您的耐心、毅力和努力是有上限的。

多动症孩子成长为成功、善于合作、令人满意的成年人之路

亲爱的父母们，请您回想赛车的比喻：赛车手只靠自己是赢不了的，他需要团队的力量才能更快、更安全地冲过终点线，而他所需要的团队必须乐于合作且愿意在各种情况下完美支持他。要想帮一个有点儿过度活跃或者总是想入非非的赛车手抵达终点，得做很多事才行。不过别担心，您已经克服了第一个障碍——您已经对多动症有所了解。

您已经知道多动症孩子：

» 下意识地冲动行事，容易神游天外，不能按要求做事，十分混乱，等等；

» 很多事情都做不好，会惹得身边的人发火；

» 自己也想和其他孩子一样。

您现在已经更好地了解了孩子，也学会了该如何在有冲突的情况下评估孩子的行为，并采取不同的方式对待。您会站在孩子的角度思考问题，把自己当成孩子的辩护人，让您的孩子知道，您跟他是同一个阵营的——特别是在其他人都反对您孩子的某些情况下。在进行裁判的时候，总要考虑到公正这个原则，"有疑点的话，要从被告人的角度看问题"。请您一直坚持这项原则，增强多动症孩子所需要的信任基础。

当然，您也得让孩子知道他们并不能为所欲为。您得向孩子说明他们的行为会带来的后果，而且他们不能重复做错事。您应该坚持原则，不轻易动摇，但也要注意保持和蔼可亲，因为您是孩子重要的支持者。

多动症孩子的父母会面临很多困难，但多动症孩子自己会面临更多困难，因此他们的自尊心水平通常都非常低。作为父母，您有一项非常重要的任务——帮助孩子树立自尊心。

树立多动症孩子的自尊心

树立自尊心对于每个孩子的人格健全发育来说都无比重要。为了避免小小赛车手们因为起跑不顺，才跑了一圈就弃赛，或者说些"我完成不了"之类的话，我们必须得为赛车手树立自尊心。他必须能够说服自己，必须相信自己潜力无穷，尽管起跑不怎么顺畅，也能够成为佼佼者。

除此以外，多动症孩子也只有在自尊心水平良好的情况下才能坚持在接下来的人生赛道上继续前进。因为多动症孩子天生更容易受到外界影响。

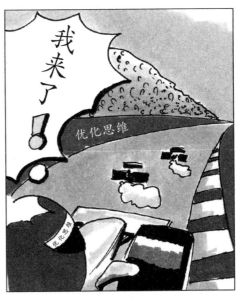

伴有多动症状的多动症孩子总是不停地在外界新的刺激下做出新的"行动"，缺乏自尊心会让他们很难对某些事情（比如毒品）说"不"。

七岁的欧拉夫对自己的妈妈说："我很讨人厌，没人喜欢我。老师不喜欢我，兄弟姐妹不喜欢我，同班同学不喜欢我，爸爸不喜欢我，你也不喜欢我。我做什么都错，每个人都在责骂我，从来没人对我说暖心的话。每一天都像恐怖片一样。"

更糟糕的是，欧拉夫的妈妈没法反驳儿子的话。她只能承认，儿子说得都对。老师每天点名警告欧拉夫很多次，导致他已经开始痛恨自己的名字。他的兄弟姐妹一看到他就翻白眼。他的爸爸永远不会陪他玩耍，只会凶他。他的妈妈已经崩溃，有时候甚至希望欧拉夫从未出生。

通过儿子的阐述，欧拉夫的妈妈终于知道儿子在怎样的情况下长到这么大，于是她开始寻求专业帮助。

这种事情在多动症孩子的家庭中并不少见。多动症孩子的父母常常觉得失望、精神崩溃、筋疲力尽、斗志全无、愤怒、茫然、无力。

卡尔斯妈妈并不是个例。她绝望地阐述："这个孩子的出生伴随着希望和喜悦，我们曾经那么高兴地期待着他的降临，然而从出生后的第一天开始，争吵和问题就出现了。我们想象中的抚养、教育孩子的期盼一点儿都没实现。他不停地惹我们生气，我很少说出口，但是有时候我真的痛恨这个孩子。我为自己的想法感到羞愧。我就是个糟糕的妈妈，我不知道该怎么办。"

然而不仅仅是父母，孩子的兄弟姐妹和老师也经常有同样的感受。这自然也会对某些敏感的多动症孩子造成影响。他们能够感受到这些消极的情绪，也就无法建立起积极的自我认知。我们必须得打破这个负面螺旋——作为父母，您是第一个能够完成这项任务，也必须要完成这个任务的人。请您将孩子所经历的负面螺旋转变为正面螺旋。为此，请您迈出重要的第一步——学着接受孩子的一切错误和缺点，而不是批评。请您告诉孩子，对您来说，他们是多么珍贵。

要做到上述事情并不容易，但是并非不可能，正如生活中那些你想做，却很艰难的事情一样。

举个例子，马里昂的妈妈就做到了。她说："不要忘了你的孩子患有多动症，他并不是故意这么干的，你要保持平静。"

下面我们还列举了一些其他帮助多动症孩子树立自尊心的方法：

» 制定现实点儿的目标。别指望奇迹降临，或许，您需要将自己的期望值稍稍降低到您孩子能够做到的水平。马克思觉得阅读很难，这种情况下期望他读完一本书是不现实的，而每天跟他一起读一页书就能给他带来成就感。我们都需要成功——不仅仅是为了树立孩子的自尊心，也是为了维护我们的自尊心。

» 鼓励您的孩子。相信孩子的能力，用真诚的而非浮夸的表达支持孩子，比如，对孩子说："我相信你能够做到，我为你感到骄傲，我们相信你。"同时，请在表达时使用手势，帮助孩子理解您相信他。多多夸奖孩子，哪怕只是一件小事。

» 寻找孩子的"能力岛屿"。您的孩子是有强项的，您得变成侦探，寻找孩子比家庭里其他人都强的能力。给您的孩子提供尝试不同事情的机会。举个例子，维克多总是将父母的收音机、烤面包机等拆成零件，他想当一名工程师，这真的很棒，而且他能够做到。

» 帮助孩子找到友谊。很多多动症孩子很难交到朋友或者维护和他人的友谊，然而他们其实很喜欢交际，希望能够和其他人交流。伴有多动症状的多动症孩子总是想快人一步，不会好好排队等着轮到自己，从而老是打断他人的游戏，把自己变成不受欢迎的局外人。不伴有多动症状的多动症孩子则通常很消极，较之他人反应比较迟钝，显得十分无趣，导致没人喜欢跟他们一起玩耍。"局外人""被排挤"的感觉很痛苦，会对孩子的自尊心造成伤害。所以请您在孩子玩耍时观察他，帮助他理解哪种行为方式不会给他人造成困扰。向孩子解释，哪些行为会给其他人造成伤害，惹人生气。您的孩子能够通过自己的糟糕经历理解到，控制自己有多么重要。

》在合适的时候多和孩子进行身体接触。温柔地摸摸孩子的胳膊，握握孩子的手，能给孩子释放出一种您很乐意亲近他的信号，这样也能够帮助他提升自尊心水平。

不知道您那边情况是否类似呢？根据科学调查，患有多动症的孩子每天可能被批评两百次左右，却得不到哪怕一次称赞，这种情况导致自尊心根本无法生根发芽。这就跟您每天只从银行往外取钱，却希望您账户的余额能够增多一样。

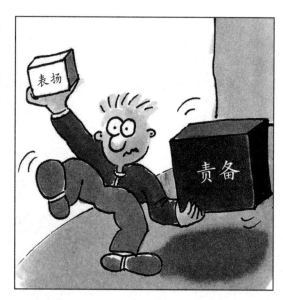

自尊心账户

建议您试着把您在一天当中给予孩子的反馈情况记录下来，这样您就能大概知道，您孩子的自尊心账户是什么情况。请您尝试着尽可能随身携带这个列表，并及时记录自己是怎么处理、对待孩子的。因为事后超过一个小时，我们就会不自觉地美化自己的行为，甚至扭曲实际发生的事情，导致您的"自尊心账户"存在虚假记账情况。

反馈	每天的数量						
	周一	周二	周三	周四	周五	周六	周日
负面的	☐	☐	☐	☐	☐	☐	☐
用无视孩子来惩罚他	☐	☐	☐	☐	☐	☐	☐
指责孩子非常烦人、难以理喻，用眼神或者其他方式表达出类似感觉	☐	☐	☐	☐	☐	☐	☐
指责批评	☐	☐	☐	☐	☐	☐	☐
尖叫	☐	☐	☐	☐	☐	☐	☐
打骂	☐	☐	☐	☐	☐	☐	☐
正面的	☐	☐	☐	☐	☐	☐	☐
用手势鼓励孩子	☐	☐	☐	☐	☐	☐	☐
拍拍孩子的胳膊表示赞扬	☐	☐	☐	☐	☐	☐	☐
说一些充满爱意的话	☐	☐	☐	☐	☐	☐	☐
称赞孩子	☐	☐	☐	☐	☐	☐	☐

如果要树立孩子良好的自尊心，那么要用三次正面反馈来平衡一次负面反馈。如果您给孩子的负面反馈比正面反馈多，或者两者持平，那么您必须做出改变，而且改变其实非常简单：

请您买一个小本子，给它起名为"我的积极日常记录本"。接着，请您试着每天晚上都写下您和孩子当天的正面经历，至少持续两周，也就是说，记录这一天您和孩子相处时，都经历了哪些顺畅或者令您愉悦的事情。记录时，请您把细小的事情也写下来。如此一来，您会很惊讶地发现，您一天中可以和孩子有这么多美好的时刻。通常都是些小事，但这些小事常常会被那些令人压力爆棚、神经崩溃的情景掩盖住了。

您的积极日常记录本里的一页看上去应该差不多是这个样子：

周一，三月十五日

» 我没有马上失控发火，而且我们吃早餐时谈到他的小失误还会心一笑；

» 他离开家前，亲了我一下；

» 午餐时他称赞今天的饭很好吃；

» 下午他很努力地帮忙找不知道被我放到哪的钥匙；

» 晚餐时他绘声绘色地讲了一些事情，非常有趣；

» 入睡前我们一起读书，而且他跟我讲了自己跟朋友之间的小矛盾。他开始信任我了！

» 他依偎在我身上，虽然只有一小会儿；

» 我要离开房间的时候，他握住我的手，说："妈妈，你知道吗？虽然我们常常争吵，但我依然很爱你。"

将您和孩子生活中的积极时刻记录到本子里，并且尝试着尽快跟孩子一起过一遍这些记录。您得注意不要给出负面的解释，这是一本"积极日常记录本"，您不需要在上面写负面的、消极的东西。告诉您的孩子，您每个小时刻都感到开心，而且您为他感到骄傲——您觉得自己能成为他的父母真是太幸运了。请您试着往孩子的自尊心账户里多存入，让余额增加。对于父母来说，"积极日常记录本"非常有用，即便您的孩子没有多动症也一样。

多在孩子身上花费时间。每天至少和他一起玩耍一次，在玩耍时别批评他，将这段时间变成孩子每天的享受，试着让您的孩子决定玩些什么。请注意，这并不是为了取得什么成绩，而是为了跟孩子一起建立舒适的归属感。

和多动症孩子相处的组织和纪律

为孩子提供相处时的严谨组织结构，这会营造出信任感和安全感。

您还需要制定严格有效的纪律，只有这样您才能为孩子提供"严格的父母"这一形象，也就是言出必行、制定标准、制定规则、遵守规矩并监督孩子执行情况的严格家长形象。如此一来，对您的孩子来说，您就是可以估量的，孩子将会知道该如何和您相处。这能够提供安全感和信任感，也能够提升孩子的自尊心水平。

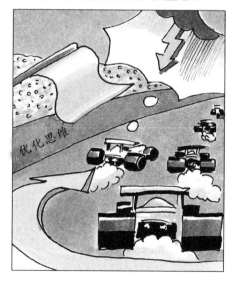

　　自尊心非常重要。帮助孩子在正确轨道上前行的纪律也同样重要。如果小小赛车手野蛮驾驶，不能够保证"安全行驶"的话，他会被取消参赛资格。一个成功的赛车手不仅要知晓比赛规则，还要严格遵守比赛规则。人们必须要给他们讲清楚这些规则，需要给赛车手讲解规则的教练就是您——亲爱的爸爸或妈妈。您需要成为自己严守规则且能够为孩子制定规则的教练；也需要用赛车手能理解的方式给他讲述违规的后果，并帮助他在没有您帮助的情况下，也能够自己胜任比赛。

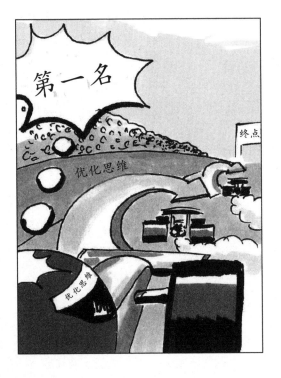

　　好的教练能够得到赛车手的认同及尊敬，而不是被赛车手痛恨。教练应该尊重赛车手的需求和自我想法，教练应教会赛车手如何有组织、有条理地做事；如何制订计划，如何控制自己，以及如何在认识到自己缺点的同时发掘自己的潜力。

　　但是，如果一个孩子静不下来、固执、容易冲动、沮丧、走神，那么教练究竟该怎么帮助他成为成功的赛车手呢？

给身为"教练"的您的十二项任务

» 任务一：教练要让赛车手能够尊重自己，也就是说，他要向赛车手证明他能够制定规则，也要细致、严谨地说明如果不遵守规则会导致哪些严重后果。这些规则应该写下来，摆在团队里每个人都能看到的地方（在你的家中可能就是餐厅之类的地方）。这些规则也许可以这么写：

◇ 严格遵守时间；

◇ 每个人都要把自己使用过的东西放回原位；

◇ 别人说话时认真倾听；

◇ 用正常的音量说话，别吼；

◇ 哪怕在争吵，也不准动手动脚上升为肢体冲突；

◇ 遵守上述规则，如果违反的话要承担如下后果：

◆ 如果迟到，第二天必须早到一个小时；

◆ 如果不穿好鞋子，那必须在接下来几天刷两双鞋。

» 任务二：教练的所有行为必须前后一致，在不同情况下对待所有事情都要镇定、从容，要保持公开透明。小赛车手必须知道他人对他抱有哪些期待，做错事会有哪些后果。他还要知道教练会很固执地坚持自己的原则，绝不会手下留情。

» 任务三：每天都保持一致的规矩，也就是说，每天都要按照同样的标准完成日常任务，比如，起床、洗漱、穿衣、共同用餐，等等，不仅仅要制定这些规矩，还得实践它们，平稳而有条理的日常任务是成功的基础。

» 任务四：赛车队必须做到极有组织性、条理性。每一个零件——从梳子到鞋子——都有自己的位置。

　　» 任务五：一旦日常任务发生变动，必须马上通知其他人。多动症孩子总是有一些意想不到的突发情况，很难完全遵守规矩。如果您想要让一天的任务顺畅进行，那么您得根据每天早上讨论的具体情况做出相应变动。

　　» 任务六：教练必须具有前瞻性，从一开始就要避免可能发生的不愉快情况。如果一个多动症孩子在餐厅吃饭时表现不佳，那么教练是有责任的。因为可能是教练将彩笔、玩偶、玩具等类似的东西带进了餐厅，或者是选了一个不恰当的用餐位置。如果孩子从早上吃饭的时候就跟坐自己旁边的人产生矛盾的话，那么（尤其是在某些极端情况下）必须将两人中的一个——如果有可能的话，尽可能轮着来——带到自己的房间或者餐厅吃饭，让另一个在厨房用餐。遇到类似的有冲突的情况请您尽量试着将矛盾双方分开。

　　» 任务七：教练必须给出明确、简短的指示，最好还有眼神的直接交流。不要进行废话过多的冗长交谈，因为那样的话您根本没办法让孩子理解并记住指示的内容，还可能会产生误解。为了确保孩子听懂了您的指示，您需要让他重复一遍指示内容。

　　» 任务八：如果教练提出一个要求，那么他自己也得确保能够做到这个要求。教练必须在给出要求前认真考虑这个要求是否有必要，永远不要简单地"提出一个要求"。亲爱的父母们，如果您跟您的孩子一样坐在电视机前，却说："已经九点了！你该睡觉了！"您的孩子当然有可能直接顶嘴说："可是刚演到精彩的地方啊！"如果您不能关上电视，陪着孩子去洗漱，那么您最好别提出让孩子睡觉这样的要求，否则孩子会觉得您不可靠，不再信任您。

　　» 任务九：尽可能保持耐心。可能需要六到八遍训练才能将一个多动症孩子的行为方式变得和"正常孩子"一样。如果一个孩子正常情况下要用两个月学会每天回到家的时候把鞋子脱下来摆到鞋柜里，那么多动症孩子可能需要一年。请您不要绝望，因为一旦多动症孩子学会了某个行为方式，他就不会再忘记了。

　　» 任务十：从一开始，就让小赛车手知道有时候他不能打扰您。每个人都有权利拥有"个人时间"。您可以试着从一开始让孩子在五分钟内不要打扰您，如果他做到了，就表扬他。如果孩子打扰了您，也要让他承担后果。设置一个闹钟，在"个人时间"结束时响一下。同样，您也要尊重孩子的个人时间。

　　» 任务十一：请您在任何条件下都保持公平公正。一个不公正的教练无法获得多动症孩子的信任，也无法赢得孩子的尊重。

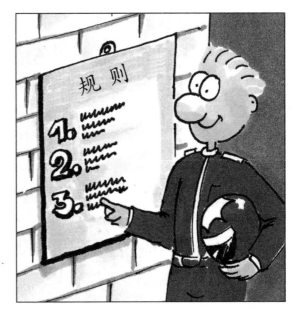

　　» 任务十二：一个优秀的教练应该知道如何正确地表扬赛车手。通过表扬、手势等方式认可、称赞孩子越多，

他将能表现得越棒（行为方式），也能更好地为自己制定积极目标。

也许您属于那种已经在家里做到了许多上述任务的父母，这样的话，我们衷心祝愿您，在有一个"问题儿童"的情况下能面临尽可能少的麻烦。

也许您在抚养孩子的过程中没有做到上述任务，这样的话，您必须尽快开始。因为一个混乱、健忘的孩子需要规矩、条理和组织性，这样他们才能获得安全感；而一个冲动、难以控制自己的孩子需要明确的纪律，也要知道不遵守纪律会带来的后果——这些都要由一个他尊重的人制定；一个难以专注的孩子则需要他人用简短、直接的方式说明要求。另外也请您记住，没有什么比一个榜样更有用了。

帮助您的孩子成为有责任心、独立的"赛车手"

小赛车手应该在培训结束后成为一个能够不借助教练的帮助，独立驾驶的赛车手，应该能够自己创造幸福、满足的生活——不管是哪一个赛车队，最终都要达成这个目标。为了完成这点，小赛车手得学会如何对自己负责。而要想让他承担起对自己的责任，他必须得有良好的自尊心水平、纪律和积极的目标，能够从完成任务中获得成就感。

为什么任务的价值这么重要？我们能够从一个长达四十年，超过四百人参与的调查研究中找到解释。实验结果显示：人们儿童时期所完成的任务和他们成年后的成功和满足感有着紧密联系。这里所说的任务指的是家务劳动、超市兼职等业余劳动。在童年和青少年时期劳动过的孩子比那些没劳动过的孩子更加珍惜完成任务的价值，这也让他们在劳动中更加投入，总体上更加满意和快乐。当然了，这并不是说那些被父母包揽了所有劳动的孩子不能变成优秀的成年人。

那么现在，我们面临一个许多父母很容易放弃的事情。要求一个并不是从小就习惯帮父母做事的孩子履行某些义务，往往是非常艰难的，但是这些孩子也多了获得满足感的可能性，这对于多动症孩子来说尤其重要，因为他们中的许多人在学校无法获得满足感。

因此，请您给孩子计划某些义务劳动。三岁的孩子就已经可以自己整理袜子了，五岁的孩子更是能够铺桌布或者打理花卉。越早开始让孩子做事情，越有益处。

请您让两岁的孩子帮助您铺桌布，如果他完成了，也请不要吝啬您的夸奖。遗憾的是，我们在诊所里已经见到太多被家里的多动症孩子折腾得苦不堪言的父母。他们也习惯了干脆自己帮孩子做所有事，也许这样对他们而言更省事，但他们的孩子也因此失去了很多机会。

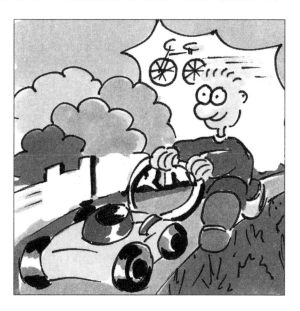

如果一个多动症孩子从来没有劳动过，那么对他而言劳动就是陌生的，他自然只愿意玩耍。对您的孩子提出某些现实的要

求，这样他们才能胜任任务，并为自己感到骄傲。

让您的孩子通过劳动赚取自己想要的东西。相较于那些什么都不用做，直接简单获得的孩子，通过自己劳动获得一个滑板、一辆自行车会给孩子带来更多快乐，他也会更珍惜这个东西。

您该如何给予孩子最大的帮助：
参与劳动

请您将家里需要完成的家务劳动都列出来，然后和所有家庭成员讨论每个人应该负责哪一部分，并直接将每项家务劳动负责人的名字写在后面。别忘了告诉家庭成员这项任务列表是有奖励机制的。

我们家的家务劳动列表及负责人：

» 早上摆餐具——妈妈；

» 整理床铺——每个人离开家前都要整理好自己的床铺；

» 整理桌子及洗碗机——马克思；

» 将垃圾拿出去，归类至垃圾桶——鲍里斯；

» 做午饭——妈妈；

» 为午餐摆餐具——马克思；

» 将需要洗的碗放入洗碗机——鲍里斯；

» 整理桌子及洗碗机——鲍里斯；

» 遛狗——马克思；

> » 为晚餐摆餐具——马克思；

> » 遛狗——爸爸和妈妈；

> » 整理桌子及洗碗机——爸爸；

> 周三和周六：

> » 用吸尘器打扫地面——马克思负责楼上，鲍里斯负责楼下；

> » 打扫卫生——妈妈；

> » 修理东西——爸爸。

接下来，您可以跟孩子谈一谈，还需要对哪些个人事务负责，比如按闹钟准时起床、整理床铺、整理房间，等等。

请您准备一个单独的列表，里面写明您的孩子都需要完成哪些任务，以及完成任务后他们可以得到哪些奖励。晚点儿睡觉、去朋友家过夜、玩具、电脑游戏，等等，都可以作为奖励内容列入其中。您还可以在列表里写下一些您希望孩子进行改善的行为。您需要认真思考孩子的哪些行为最需要改善，因为刚刚列出清单时，您最多只能写上三种行为。

任务列表模板

马克思的日计划（3月22日-3月28日）

早上	周一	周二	周三	周四	周五	周六	周日
闹钟一响就起床	☐	☐	☐	☐	☐	☐	☐
洗脸	☐	☐	☐	☐	☐	☐	☐
刷牙、梳头发	☐	☐	☐	☐	☐	☐	☐

穿衣服	☐	☐	☐	☐	☐	☐	☐
整理床铺	☐	☐	☐	☐	☐	☐	☐
按时吃早餐	☐	☐	☐	☐	☐	☐	☐
整理桌子及洗碗机	☐	☐	☐	☐	☐	☐	☐
准时抵达学校	☐	☐	☐	☐	☐	☐	☐
中午	周一	周二	周三	周四	周五	周六	周日
将鞋子放入门边鞋柜	☐	☐	☐	☐	☐	☐	☐
外套放入衣柜	☐	☐	☐	☐	☐	☐	☐
书包放入自己房间	☐	☐	☐	☐	☐	☐	☐
给午餐摆餐具	☐	☐	☐	☐	☐	☐	☐
遛狗	☐	☐	☐	☐	☐	☐	☐
完成所有作业	☐	☐	☐	☐	☐	☐	☐
如果有需要，预习考试	☐	☐	☐	☐	☐	☐	☐
整理书桌	☐	☐	☐	☐	☐	☐	☐
为第二天的课程整理书包	☐	☐	☐	☐	☐	☐	☐
晚上	周一	周二	周三	周四	周五	周六	周日
整理房间	☐	☐	☐	☐	☐	☐	☐
洗澡、刷牙	☐	☐	☐	☐	☐	☐	☐
清洗淋浴头和浴缸	☐	☐	☐	☐	☐	☐	☐
把毛巾挂起来，脏衣服扔洗衣篮里	☐	☐	☐	☐	☐	☐	☐
准备第二天要穿的衣服	☐	☐	☐	☐	☐	☐	☐
准时上床睡觉	☐	☐	☐	☐	☐	☐	☐

额外的任务（只有在特定日期）

周三 18 点

» 给楼下吸尘、刷浴缸；

周六 12 点前

» 给楼下吸尘；

» 刷客房马桶。

上面是马克思的任务表，对于您家的孩子，可能任务会完全不一样。

只要您的孩子完成了某项任务，那么马上在任务后面的空格里勾上对号。通过这个表格，您的孩子能够学会对自己负责。孩子每完成一个任务，都要给予他一定奖励。您可以慢慢变换奖励的形式：比如完成三项任务可以得到一个您自制的图章或者卡片。不管多大的多动症孩子，都很喜欢收集专门为他们准备的卡片。

有些父母还会给卡片封上一层透明的塑料膜，这让孩子更喜欢这些卡片了。而卡片其实是奖励的兑换券，您需要提前跟孩子说好，集满多少张卡片可以兑换什么奖励。您最好可以列一份书面兑换表，比如：

» 一张卡片：一小块糖果；

» 八张卡片：晚点儿上床睡觉；

» 十张卡片：玩一小时电脑或者看一小时电视；

» 十二张卡片：去朋友家过夜（在和对方家长沟通好的情况下）；

» 十五张卡片：一份汉堡加薯条；

» 二十张卡片：某个玩具；

» 五十张卡片：去某个地方玩；

» 一百张卡片：一条新牛仔裤。

相应的，如果您的孩子没能完成一项任务，那么他需要上缴一张卡片。如果他作弊，他得上缴三张卡片，比如说，他其实没完成某项任务，却打上了对号。

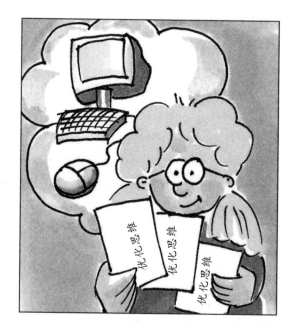

这只是一个奖励列表的例子，您需要跟您的孩子商量一个个性化的奖励列表。

上述劳动项目能够帮助您在不追着孩子屁股后面催促的情况下让孩子完成要求。游戏规则非常简单，不完成义务，不满足欲望。而世上不存在没有欲望的孩子，您得利用好他们的欲望。这也符合大家都知道的那句俗语："少说，多做。"

完成家庭作业

在我们的任务列表模板中，您能够发现在"中午"一栏里写着"完成所有作业"。因为我们在诊所里总是不停遇到"家庭作业困境"，所以我们想专门用一个小节来谈这个话题。毕竟，完成家庭作业是所有多动症家庭的"头号敌人"。

比如，在开始治疗前，马克思和朱尔大多数时候根本就不会着手写作业。

» 马克思不知道都留了哪些作业；

» 朱尔的写字桌上摆满了各种各样和蝴蝶有关的书，导致她走神，完全忘记了写作业这件事；

» 埃里克写作业时磨磨蹭蹭，总也写不完；

» 尼尔斯很生气地撕碎了自己的作业本，因为他算错了一道题，而他妈妈让他再算一遍；

» 布丽吉特在写作业前伤心大哭，因为作业实在是太多了。

上述情景对您来说眼熟吗？您想从中找到逃生之路吗？如果想的话，请阅读本节内容。管理家庭作业的基础就是整理和时间管理。

整理

整理好的书包

如果将您孩子的书包整个翻空，您觉得您能从里面翻出什么？您极有可能被震惊甚至恶心到。

因多动症而混乱、健忘的孩子需要一个绝对整齐的书包。请您帮助孩子将书包整理得一目了然，干干净净。对于一些孩子来说，将习题册统一放入单独文件夹十分有用；对另一些孩子来说，按照不同学科把书本、习题册分开则更有帮助。您需要让您的孩子能一下子从一堆书本中找出自己需要的东西。写完家庭作业之后，还得根据第二天课程的需要把书包装好。从课程表里能了解到第二天会上哪些课，需要交哪些作业，由此可以将所需的习题册和书本装入书包。如果不将书包整理好，多动症孩子极有可能把上课要用的作业、书本落在家里，或者在上课时无法从一团乱的书包里找到需要用的东西，尽管它们就在书包里的某个角落塞着。

干净整齐的书桌

干净整齐的书桌是顺利完成作业的前提。

请您帮助孩子整理书桌，越简单明了越好，比如根据颜色来摆放东西，红色的盒子里放德语课材料，蓝色的盒子里放数学课材料，等等，这种方法已被证实非常有效。如果您的孩子写作业之前得先费劲寻找要用的东西，那他根本就没办法好好写。他更有可能在找东西的过程中在书桌上发现了其他有意思的东西，就玩了起来，写作业这件事则被彻底抛到脑后。

请注意，您需要将所有孩子写作业时可能用到的东西都放到他触手可及的地方，比如，书、尺子、橡皮、墨水、闹钟、倒计时钟，等等。而且，书桌上只能摆放和写作业相关的东西，朱尔的蝴蝶书这种会导致孩子走神的东西都要放得远远的。

安静、整齐的学习环境

请您注意，不要让您的孩子因为外部干扰走神，比如，电视机的声音、兄弟姐妹的吵闹。为孩子营造一个安静的写作业的环境，孩子的兄弟姐妹也得学着在这段时间内保持安静。

时间管理

准时开始写作业

每天都在同样的时间开始写作业，比如，吃午饭—短暂休息—开始写作业。多动症孩子需要重复性的日常规律。能够每天都在同样的时间让孩子开始写作业，也能够避免发生争吵，规避诸如"今天到底几点开始写作业"之类的矛盾。

帮助孩子改掉磨蹭的毛病

对于很多多动症孩子来说，有必要从他们开始写作业时就坐在他们旁边给予监督，因为他们极有可能中途就开始想入非非，神游天外。为了让您的孩子能够尽快自己完成作业，您可以参考以下做法：先大概浏览一遍所有要完成的作业，您的孩子得在作业本上记下所有待完成作业。您跟孩子一起练习怎么使用作业本。您需要给孩子讲清楚，作业本上每一页都标着日期，他得沿着作业本的格子写作业，而不是随意乱画。给孩子规定今天要写多少页，同样也给他列出最佳书写格式。

跟孩子一起梳理完今天要写的作业之后，您还需要跟他一起预估他完成每一门课的作业需要多长时间。请给出现实的、可行的预估：您可以建议，比如语文作业十五分钟，接着您将倒计时钟调成十五分钟。接着您的孩子就可以开始写作业了，如果他能够按时完成，就给他一个小奖励（或者在任务列表里画上完成任务的对号）。

这种时间管理的办法有利于培养孩子的时间观念，克服磨蹭的习惯，适应在时间压力下工作和学习。

患有多动症的孩子大多喜欢拖延，导致作业越积越多。如果想要避免这种情况，您需要督促孩子每天不仅要完成第二天要交的作业——也要完成不是马上要交的作业。比如，如果孩子有一个七天的假期，最好不要把所有的作业都留到最后一天。不过如果孩子第一天就写完了所有的作业，您最好让孩子在上交作业的前一天再复习一遍之前写的内容，否则他很可能忘记作业是什么，也不知道要交什么。

在第九章中您能读到更多关于家庭作业的内容。

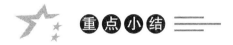

◎ 多动症孩子常常被人误解或者错误对待，因为大多数每天和他们打交道的人对多动症一无所知。

◎ 帮助多动症孩子最重要的一步是让他们的父母了解多动症，只有这样才能将孩子一步步从负面体验的循环中解救出来。

◎ 作为父母，您的首要任务就是尽可能全面地了解多动症。

◎ 一旦您知道您的多动症孩子需要哪些帮助，请立刻告知其他和孩子打交道的人。

◎ 接着，您还有两项任务：支持孩子，跟他们说明情况；想办法不断获得团队里其他成员的支持与帮助。

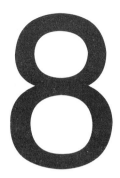

优化思维方案：给老师的建议

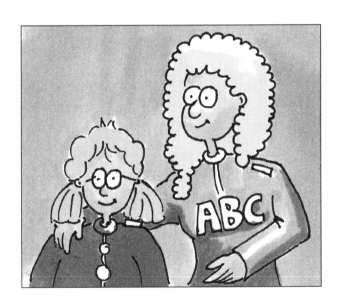

» 如何识别出您班级里的多动症孩子？

» 如何在不干扰正常课堂秩序的情况下，正确对待多动症孩子？

» 哪些通用策略和特殊协助能给多动症孩子提供帮助？

» 怎样能够帮助多动症孩子融入集体？

学校里的多动症孩子——老师能够做些什么？

亲爱的老师们：

也许上了几周课之后（对于个别孩子也许只需要几天，甚至几堂课），您已经判断出班里某个孩子特别不专心，或行为有些异常。也许您还注意到了其他学习问题以及特别糟糕的成绩。

接着，您可能会跟孩子父母联系，沟通这些异常情况，以增进对孩子的了解，并想办法和孩子父母协同合作，但与父母的谈话有时候并不那么容易，因为所有父母都自然而然地希望他们的孩子能够"表现良好"。一些父母可能会很惊讶，甚至责备您；另一些则可能在家里也遇到过类似注意力匮乏、"表现异常"的情况。作为老师，您希望和孩子父母统一战线，以便为孩子提供最好的帮助。

当然，并不是每一个问题儿童都患有多动症，但是每一个老师都在教学生涯中遇到过多动症孩子。因为大约8％的学龄儿童患有多动症，也就是说，平均来算，一个25人的班级里就有两个多动症孩子！您觉得您班级里的数据会是什么样呢？为了尽可能正确地要求、培养学生，您应该了解多动症相关内容。因为有许多可以协助您为多动症孩子提供帮助，也给自己的课堂减轻压力的方式和办法。有时候一件帮助课堂顺利进行的小事就能对孩子的学习和成长产生巨大影响。理解和接受是积极教育的基础，做到这两点，培养出学习兴趣和做不喜欢做的事情的动力也不是什么问题了。

在学校里，您该怎样正确对待一个多动症孩子?

您不需要一个心理学学位来做这件事，您仅仅需要了解、接受多动症的典型特征，不要把它们误解为讨人厌或者懒惰。接下来对您来说就很简单了，您需要将一些和多动症孩子相处的诀窍和自己的教育学理论结合起来。

作为团队中的重要专家，您可以帮助多动症孩子找到自己的道路，提供必要的帮助，让他们少走弯路，发挥自己的才能，走向成功。

学校里多动症孩子可能存在的表现

给老师的检查清单

学生姓名：＿＿＿＿＿＿＿＿

异常表现	是	否
不专心，易分心	☐	☐
总是动来动去	☐	☐
课堂上神游天外	☐	☐
作业马虎、潦草	☐	☐
主意多变	☐	☐
存在特殊的记忆问题，特别是需要系列性背诵、记忆的内容	☐	☐
成绩波动	☐	☐
就算精神很好，也极容易因为不喜欢的任务筋疲力尽	☐	☐
工作节奏极慢，比如书写的时候	☐	☐
字体不美观，存在比较突出的书写问题	☐	☐
情绪不稳定	☐	☐
闲聊、随意大呼小叫扰乱课堂秩序	☐	☐
丢三落四，常忘记带作业	☐	☐
社交、人际交往上存在异常	☐	☐
感知处理障碍，可能伴有局部功能障碍，比如阅读、书写困难	☐	☐

并不是每个多动症孩子都有上述症状，特别是患有不伴有多动症状的多动症孩子的行为和上述描述并不十分一致。

请您注意汇总平时学生们的表现，并将其中有些异常的日常行为、学习行为记录下来。您的记录对于孩子的确诊和评估非常重要。因为相较于家里，学校是一个全新的环境，能够给孩子带来完全不同的体验。有的多动症孩子在家里和妈妈处于一对一的相处状态时，很少出现问题，而在班级里则会表现出异于常人的情况。

请您为班级里的学生们都归纳出一幅全局画像：

» 孩子怎么处理指示？

» 孩子更容易理解听觉信息还是视觉信息？

» 孩子完成作业的水平是否符合年龄标准？

» 他记忆、存储知识点的能力如何？

» 他的个人强项是什么？

» 他做什么尤其出色？

一般情况下的策略

我们为您列出了一些在教室里和多动症孩子相处时的可行性建议：

世界上不存在全部行为都有问题的孩子。请您注意发现孩子的正面行为和个人优点。就算孩子的优点不能被一眼看出来，也请您耐心寻找它们。赞扬、鼓励比批评、惩罚更有助于培养孩子理想的行为方式。如果孩子很严格地遵守规矩，请您给予他表扬。只有让孩子舒服了，他们才会更频繁地遵守指令，也能表现得更好，比如艾尔克的例子：

艾尔克必须得写一排字母"O"，她写的"O"跟班里其他孩子写的都不一样，她的"O"不知怎么回事，都是有棱有角的，一点儿都不圆。不过她的老师还是从中找到了一个多少说得过去的"O"，并且说："你看呀，艾尔克，你写的这个'O'多么圆。请再写三个和这个一样漂亮的'O'。我相信你能做到。"（艾尔克从心里喜爱这位老师，因此尽管学习很伤脑筋，她还是很愿意去学校。）

作为老师，您要知道放弃惩罚是积极帮助孩子进步的原则。您无须担心多动症孩子获得特殊关照会导致其他孩子受伤害。我们可以根据过去与老师们一起交流、学习、实践的经历向您保证：只要提前跟班级里的孩子们说清楚情况，这个问题不会变成什么难题。一般情况下，多动症孩子会因为多动症在整个班级乃至全校都被看作"问题儿童"，甚至还会被当成"局外人"和"害群之马"。这种情况下谈及孩子多动症的问题也不会再给他们带来什么额外的标签了。

请您跟全班同学一起讨论，世界上没有完美的人，我们中的每个人都有优缺点。因为学习风格不同，有的孩子会比其他孩子需要更多的帮助。您还可以跟学生们做一次头脑风暴，大家一起想想人们都有可能存在哪些问题。您的学生们一定可以列出许多点，比如过敏、眼睛不好、身体控制力不佳、注意力缺陷，等等。过去的经验表明，相较于一对一交流，孩子在参与讨论时会不那么保留，更愿意表达自己的观点，更积极地参与。也许在您的班级里能找到愿意跟您一起思考如何帮助有问题的孩子的学生。

请您在班级里培养大胆的风气，让多动症孩子也能放心大胆地多次提问，弄清自己没注意到或者没听懂的地方。跟有困难的孩子相处时最重要的策略是，让他们觉得自己很"重要"。请您给多动症孩子安排一个让他们能够成长的、承担责任的任务，让他们能够全情投入到任务中去。不过您得注意挑选出正确、合适的任务。下面给您举两个例子：

蒂姆的老师给蒂姆安排了一项任务，让他负责在老师不在的情况下监督全班保持安静。蒂姆十分激动地投入到了这项任务中去。他喊"安静"的声音大到笔都在颤抖。任何一个不能保持绝对安静的孩子都会被他"镇压"下去。尽管蒂姆全身心投入完成了这项任务，然而这绝不是老师想要的。

托斯腾接下了"黑板专家"的任务。他能够挑选自己认为最合适清洗黑板的海绵和抹布。柜子里有一个写着"托斯腾黑板用具"的格子，除了他以外没人能够使用里面的东西。每个老师都夸奖他工作做得好，黑板总被擦得干干净净，托斯腾感到非常骄傲。

请您为孩子的自我管理提供帮助，比如，教孩子如何把作业本当作记忆工具；给孩子规划好结构和条理，比如，给孩子详细讲解如何不跳页不跳行，按顺序在作业本上正确书写，每一页都要写上日期和标题。学会这些知识能够让孩子受益很久。

另外，请您保持幽默。孩子在幽默和充满笑声的课堂上能够学得更好。多动症孩子尤其喜爱课堂上有趣的段子。比如，每次都用一个有趣的小故事开启上学日的老师会更受学生喜爱，学生们每天早上也会更期待上学。您的课堂氛围越轻松，对学生们来说就越简单，跟多动症孩子的相处也会变得越顺畅。幽默和笑声能够帮助您更好地跟多动症孩子相处，也能更好地帮助他们融入集体。您对多动症的知识和理解能够让每个多动症孩子都从中受益。

特殊帮助

下列帮助都扎根于神经生物学的基础知识及过往实践。在第四章和第五章中您已经读到了许多关于多动症特殊信息处理和"异常感知"的例子。与之相关联的，帮助孩子学习的策略对所有孩子来说都益处极大。许多任务对没有多动症的孩子来说，凭着大概讲解和自己的直觉多少能够上手，而多动症孩子却需要额外的特殊支持和练习。

您可以在接收信息和组织个人行为这两个方面为孩子提供良好帮助：

请减少容易让孩子分心的东西：

» 请减少您和孩子之间的额外干扰因素。一个飘来飘去、不断移动的东西比您更容易吸引孩子的注意力。

» 降低噪音非常重要，比如，写作业时不准说话或者用笔敲桌子，禁止所有不必要的声响。

» 让孩子坐到您附近。窗边、门边或者垃圾桶边的座位都极有可能让孩子分心。

» 一人一桌比两人一桌要好。坐在一起的话，孩子之间更容易交头接耳，这也会导致他们分心乃至混乱。如果需要团队协作，那么可以几个孩子坐在一起，然而课堂上学习知识或写作业时最好别这样，因为这很有可能导致他们分心走神。

增强"接收天线"（专心程度）：

» 在您跟孩子进行眼神交流时，孩子能够更好地保持专心，过滤信息。他们也能够更好地竖起耳朵，专心听讲。两个天线——眼睛和耳朵——比一个天线接收信息效果好。如果您挪开眼神，比如看向黑板而非学生，那么孩子接收信息的能力会显著下降——尤其是那些患有多动症的孩子。

» 请您重复重要的知识点，而且使用语音语调的变化予以强调。孩子们在某些强调表述下更容易专心，比如，"准备好，看这里！""现在，注意了！""注意！""现在要讲很重要的地方！"，等等。

» 请您使用颜色来激发孩子的注意力。比如，用红色写动词、蓝色写名词等可以帮孩子更好地将注意力保持在黑板上。

» 为了更好地保持孩子的感知处理，请您尝试刺激孩子不同的感觉通道。

请您帮助孩子有条理地学习：

» 请您永远只给出一个指令。

» 请您注意孩子是否正确接受了指令。

» 请您让每个学习、任务单元保持简短，因为多动症孩子在保持专心方面往往存在问题。一般来说，多动症孩子的专心能力比同龄人低30%左右。也就是说，一个小学二年级的多动症孩子的专心能力跟普通五岁孩子差不多。

» 请您在布置某个学习任务时，给多动症孩子一些额外的解释——记得在给全班布置完任务之后，要立刻给多动症孩子提供额外帮助。

» 多动症孩子无法记住冗长的指令，而且分发卷子等行为还会让他们分心。他们把卷子拿到手的时候，可能已经忘了要做什么了，于是会看看这个同学，再看看那个同学。等多动症孩子终于开始答卷子的时候，班上其他同学可能都快完成了。

» 请您布置家庭作业时尽量将任务分解、具体化。别再说"周一前，读完整个章节"，而要更准确地要求"每天读五页"。多动症孩子正需要这样精确的指令，因为除了少部分在家里被强制要求保持细心和条理的孩子，大多数多动症孩子天生缺乏条理，十分混乱。

» 请您想办法让孩子把今天留了什么作业写下来。

» 多动症孩子需要有条理、重复的日常，而且他们需要明确知道某一天怎么进行，这些计划会帮助缺乏条理的孩子管理全天的学习安排。他们知道："要想一切顺利，我得按照计划来。"多动症孩子难以适应突发变动。

请您注意让孩子在课间充分活动身体：

» 安静地在座位上坐好对于许多伴有多动症状的多动症孩子来说是一大挑战。对于他们中的一些人来说，坐一段时间就需要起来站一会儿。您可以给他们安排一些让他们离开教室去取东西之类的任务。

» 课间时候所有孩子都应该尽可能动起来以及"肆意玩耍"，这样他们才能更容易在接下来的课堂上保持安静。

» 就算您要惩罚一个多动症孩子，也请不要在课间惩罚他。因为如果您利用课间把他带到教室里进行惩罚批评，那么接下来的一节课会变得更糟糕。

请您注意孩子的感知处理障碍问题：

在这里，我们不想深入剖析我们能为有感知处理障碍的孩子以及他们的部分功能障碍（比如读写障碍）提供哪些教育学帮助，因为这有些偏离本书的主题。但是有件事情深深刺痛我们的心，许多多动症孩子都面临这个问题：糟糕的书写。

您知道，身体感知存在异常的孩子大多存在肌肉控制问题和书写功能障碍。他们并不是故意不好好写字的，对于他们来说，练习书写、按照格子写字通常非常费劲。当然了，多动症孩子也应该学会写出别人能看懂的字。但是相较于普通孩子，他们需要更多时间来学习，因此请您留心给孩子布置一些书写练习：

» 在一、二年级时，让多动症孩子在大格子、大间距的本子上写字通常很有帮助。

» 时不时您也应该睁一只眼闭一只眼——特别是在您感受到孩子真的已经非常努力的情况下。就算是已经很好地控制自己的多动症孩子（尽管他们已经接受了药物治疗）有时候还是会写一手烂字，这一点很多时候无法改善。

» 很多时候惩罚多动症孩子抄写并没什么意义，他们需要花费数个小时抄写，带着巨大的压力回家，上学的动力更是随之归零。

» 请您允许年长的学生在电脑上完成作业，反正他们未来工作中也需要在电脑上打字。

家庭作业——和学生家长一同管理

对于父母来说，家庭作业这件事通常是个引爆点。跟家里的多动症孩子一起写作业，可能是父母们最糟心、绝望的日常任务。因此我们想要请求您：

» 请您努力帮助多动症孩子确认他们在家庭作业本上记下了所有要完成的作业，并协助孩子标明作业内容，这能够极大地帮助学生及其父母。每天到处打电话问留了什么作业真的很痛苦，而且很多时候孩子的父母不相信孩子记下了所有要写的作业。

» 请您不要在放学前几秒才留作业。不伴有多动症状的多动症孩子需要更长时间完成书写，而比起记录作业，伴有多动症状的多动症孩子更感兴趣的是如何第一个从教室里冲出去，这样他才能在校车上占一个好位置，因此，他往往什么都记不下来。

» 作为老师，您应该每天检查、批改孩子的作业，对那些没完成作业的孩子给出惩罚，而且您还应该和孩子的父母进行交流。这样您才能够帮助孩子建立起秩序和组织感，让他们最终能学会完成家庭作业，这样也能让孩子的傍晚时光更加和谐。相较于其他孩子，对于大多数多动症孩子来说，完成家庭作业是十分费劲且要花费大量时间的事情，因此我们不应该为他们想要钻空子的行为感到惊讶。请您无论如何一定要管控好家庭作业。

» 如果孩子没写完作业，罚他们放学后多在教室待一个小时补上作业是个不错的办法。遗憾的是，因为各种各样的原因，很多时候这个方法不那么现实。请您跟孩子的父母谈一谈不写作业的直接后果。对于多动症孩子来说，即时反馈直接后果是重中之重，当然了，完成家庭作业的积极反馈也包含其中。年幼的孩子可以通过完成家庭作业获得贴纸、图章之类的奖励，而对于稍微大一点的孩子，兑换券（比如一次不用写作业的兑换券）则可能很有用，与之相对的则是一张红牌，比如，如果他没能完成家庭作业，则要做一小时的社区服务。

规范孩子在学校的行为

协助、激励和支持能够改变孩子的态度和行为。考虑到多动症孩子往往更需要即时的积极反馈，我们推荐您在学校使用奖励系统。该系统的基础是在每课时以及每天放学之后尽可能快地直接对孩子的行为进行评估分类，分为笑脸、无表情的脸和哭脸三种。

对于二年级或者更小的孩子，要尽可能在每个课时结束时都进行评估。（针对略大一些的孩子，如果您作为老师愿意努力做到每节课后都给孩子分类，更是再好不过了。）该系统设立的目的是让孩子尽可能多多收集、争取笑脸评价，他们可以用这些笑脸换取一定奖励。（只有笑脸和无表情的脸才可以兑换奖励。）

二年级或者更小的孩子需要每天直接兑换自己的奖励。他们并不一定每次都能从老师或者学校那里领到奖赏，他们也可以从妈妈（或者其他家人）那里兑换奖励。请您跟孩子及其父母说明奖励系统的操作方法。

奖励系统可能包含：较之其他孩子，减少家庭作业；妈妈给孩子讲个故事；玩十五分钟电脑，等等。每个孩子想要的东西都不一样。（亲爱的父母们，你们也可以根据孩子的优秀表现奖励给他们一张"任务列表"的小卡片。）

如果孩子获得了哭脸，那么他必须得被没收一次奖励或者得到某种惩罚，比如额外学习得到哭脸评价的课；读一段老师第二天要讲的课文；或者做额外的家务，等等。

请您不要用抄写某些内容作为惩罚。作为老师，只要您准备好了使用该奖励系统，那么您就给多动症孩子提供了一个"规范行为"的机会。

某二年级学生的学校表现回顾表：

请您在学校里关注孩子，并且在下面列举五个您希望孩子改进的行为。

学生姓名：＿＿＿＿＿＿＿＿＿   日期：2月22日

课程：德语

行为	笑脸	面无表情	哭脸
我等到轮到自己的时候才发言	☐	☐	☐
我的椅子今天很安静（没被晃来晃去）	☐	☐	☐
我在作业本上完整写完了家庭作业	☐	☐	☐
课间的时候我慢慢走出教室，没有推搡他人	☐	☐	☐
我遵守了课间规矩，没有在操场上随意撞、打、抓、咬他人	☐	☐	☐

您可以针对任何年纪的多动症孩子使用这个学校表现回顾表，它能够按照您对孩子个体不同的要求改善孩子的行为。

在本书的第十一章，您还能找到一个可以填上个人标志的学校表现回顾表。

该如何对待孩子极其不当的行为

最佳方案是根本不给其不当行为出现的机会。我们的口号是"将不当行为掐灭在火苗萌芽阶段"。父母和老师不久后就会发现，多动症孩子总会被什么事情引爆情绪——比如，略久的电话、较长时间坐车、不公正的事情，以及说教等。我知道有个少年因为妈妈错怪他吃了厨房里最后一块蛋糕而大发雷霆，还有一个一年级孩子因为老师喊了他一声"宝贝"而失去控制。

如果您感觉到了多动症孩子的恼怒情绪正不断上升，那么请您控制着不要让事情最终演变到争吵那一步。请您千万别在这个时候点火了。请提醒自己，您是在跟一个有着冲动控制缺陷的孩子打交道。请您想办法转移孩子的注意力，比如让他给学校里某个老师带个口信、拿一下粉笔、擦一下黑板，等等。等孩子做完这些转移注意力的事情之后，他的愤怒情绪就会少很多，但是多少还有些许残存。因此这个时候请您直接跳过这件事，继续下一个每天的日常任务。

然而尽管付出极大努力，多动症孩子还是有可能因为某些事情失去控制。

如果一个学龄前儿童情绪爆发了，那么请您别试着说服他，您可以通过抱一抱或者带到别的地方让他冷静下来。然而对于年龄略大一些的学龄儿童来说这没什么用，因为他们会刚好处于彻底失控的状态，您也只会"撞在"他们的怒火上。比如一位老师想把生气的八岁男孩拉法尔从教室里拉出来，却被他撞了肚子。这种情况下请您保持冷静，并用简短、明了的方式给出指示。如果孩子跑了出去，那么您只有在紧急且必要的情况下（比如在喧闹的大街上）才需要小心地跟在孩子后面。因为从他人那里跑远——比如跑到操场上、走廊上或者在家的时候跑回自己房间里，都能够帮助孩子从"失控情况"中脱离出来。给孩子一点儿空间对冷却、平息孩子的愤怒也是很重要的一点。

通过激发孩子动力，促进孩子发展

仓促斥责、定罪不仅没什么帮助，还会加剧孩子的学习问题。为了帮助孩子，我们不该不分青红皂白草率地怪罪孩子，多动症越早确诊越好。一个学龄儿童在负面学习螺旋中挣扎的时间越长，他就越难保持对学习的兴趣，越难树立自信心，也越不容易积极发展。

请您通过自己的评估和专业知识帮助孩子提早克服问题，以便帮助他学会如何发挥个人才能。请您记住，动力是学习和发展的重要推动器。尽管一个孩子问题很多，总是不停地强迫他集中注意力、刺激他的神经、冲他发火也没什么意义，因为这不管对他还是对您都没什么帮助。

七岁的托比亚斯目前上一年级。他患有显著的伴有多动症状的多动症以及极为明显的感知处理障碍。他无法区分听上去有些类似的不同声音。这也导致了他无法进行正确书写。然而很遗憾，他的老师只是觉得他不听话、懒惰、不愿意学习。他每天都很绝望，才一个学年就判断学校不适合自己。每天早上要上学时他都会闹腾一番。他不愿意给别人看自己的习题本，他为上面一片红色的叉号感到羞愧。除此以外，他更是已经"丢失"两本家庭作业本了——老师在上面写了一些要带给父母的话。他的作业本上被老师写上了如下内容：

5 月 25 日：

» 今天他在学校抓着桌子、摇晃椅子，导致他同桌的桌子也跟着晃动起来，绘画用具掉了一地。这非常不好！

5 月 26 日：

» 托比亚斯随意大呼小叫，影响课堂。课间时他推搡杰西卡，导致对方脸着地，一片青肿。请您管管自己的儿子！我们班级实在受不了他了！

5 月 27 日：

» 托比亚斯在上德语课的时候在课本上乱涂乱画，这样的话他的德语课成绩可是上不去的。请您再跟您的孩子讲一遍，他要将书本当成学校资产对待。他从不整理自己的书本，而是胡乱塞在书包里。今天，他又一次因为等不及下课要冲出学校，推倒了椅子。他这些粗鲁的行为对于其他孩子来说非常危险。

老师在和父母沟通之后，决定使用学校表现回顾表和奖励系统，这对托比亚斯来说帮助极大。而在批改作业时，老师更是改为使用绿色的笔圈出他写对了的单词。这些改变在托比亚斯身上起到了奇迹般的作用：他重新燃起了对学习的热情，而且对学校的痛恨也随之消失。

最后，让我们再为您和家长的谈话提供一些建议：

» 请您制作一张清单，根据孩子的成绩和行为在上面列出其优缺点。

» 请您邀请家长进行一场时长四十五分钟的谈话，因为您需要一定时间跟家长讲述孩子在学校的情况。

» 在进行谈话时，您可以从讲述孩子的优点开始。请您跟家长表明自己想要帮助他们的孩子。

» 请您先聊孩子成绩上的问题，再聊行为上的问题。

» 请您从旁观者角度描述孩子的行为问题——不要评价，也不要试着诊断孩子的问题。

» 请您鼓励家长讲一讲孩子在家里的问题。

» 请您和家长一起思考如何才能更好地帮助孩子。

» 请您和家长一起先制订出帮助孩子的第一份计划。

» 请您在两周后再次和家长谈话商量。如果计划进展顺利，那么请继续坚持，并且定期和家长进行后续谈话。

» 如果孩子的情况在您和家长的双重努力下还是没能得到改善，那么请建议家长带孩子向学校的心理医生、校外心理医生或者儿科医生咨询了解多动症。

» 请您和能联系到的专家、医生携手合作，因为您的协助必不可少，至关重要。

在我们的诊所中每天都有实例证明，拥有高效、协作团队的多动症孩子能够一步步变得更好。

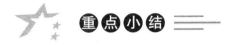 重点小结

◎ 人们可以通过一些典型的异常表现辨别出多动症孩子。然而有些多动症孩子在家和在学校的表现截然不同。请您观察孩子的行为，并将其和家长的描述进行比较。

◎ 如果您能发掘出多动症孩子的优点，那么您能在学校用最合适的方式对待多动症孩子。

◎ 判断出多动症孩子所属的症状类型之后，您能够更好地在不给予特殊对待的情况下，为他们提供一些小小的协助，以便让孩子及课堂都变得更好。

◎ 所有多动症孩子都很喜欢即时的、正面的反馈。请您好好利用这一点。

◎ 请您不断跟孩子家长交换您的观察结果和经验，这样您和家长才能共同制定策略，并预防可能出现的糟糕情况。

9

优化思维方案：
孩子给孩子的建议

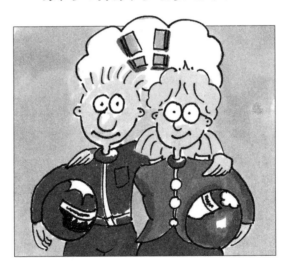

» 多动症究竟是什么？

» 你属于哪种类型的多动症孩子？

» 你该如何发现自己的天赋、才能和优点？

» 你该怎样用自己的方式解决问题？

» 其他孩子如何因为你的多动症而受不了你，你该如何从这些经历中

获益？

"嗨，小孩！"

或许，你的爸爸或者妈妈让你读这本书；或许，你的心理医生说你患有多动症；或许，医生称呼你为坐不住的小孩，说你过度活跃、脑子神游天外、总是想入非非或者注意力薄弱——而你想知道，这些词都是什么意思。

多动症是个能够概括所有上述内容的概念。多动症的全称是注意力缺陷多动障碍——也就是注意力有缺陷的一种表现。换句话说，患有多动症的人很难集中注意力、保持专心，特别是针对那些自己不感兴趣的事情。对于患有多动症的人来说，干什么都有点儿复杂，信息太多无从下手。于是，他们要么就思维跑偏，变得快疯了，要么停止该做的事情，神游天外。

科学家们总结出，多动症和大脑里另一种信息处理方式有着密不可分的关系。不过别害怕，多动症跟智力没任何关系。我们认识许多患有多动症的人，他们非常聪明，工作上极其成功——也许正是因为他们信息处理的方式跟其他人不同。

多动症可以分为两种：
» 伴有多动症状的多动症；
» 不伴有多动症状的多动症。

如果你想了解更多关于大脑是如何工作的知识，请阅读第四章。

粗略统计，德国大约有超过一百万的儿童和青少年患有多动症（也许还有许多成年人）。这些儿童和青少年中的大部分人都很难在学校保持专心、认真听讲以及完成特定任务。其中一部分甚至精力过剩，导致他们还得费劲让自己保持安静坐好，他们更愿意不停地动。其实，你可能认识患有多动症的同学、朋友或者亲戚，看看你家里的亲戚——一定能够察觉到同样患有多动症的人，因为同一个家庭里很容易出现不止一个患有多动症的人。

我们针对多动症可能带来的问题跟许多孩子交流过，比如，在学校的问题、写作业问题、和父母及朋友交往的问题，这些问题对你来说一定不陌生。通过这些交流，我们总结出：所有这些问题都不是绝望的理由，因为有许多可以帮助你将生活变得容易、顺畅的办法。

第一件要做的事情是增加对多动症的了解。你属于伴有多动症状的多动症孩子还是不伴有多动症状的多动症孩子？请你——最好是和你的爸爸妈妈一起——专心阅读接下来的内容，在符合你的情况描述后面打上对号。

我是哪种类型的多动症孩子？

情况 1—14

1	我常常犯粗心大意的错误。写作业和考试时我经常因为不认真审题犯下错误	☐
2	考试时我无法长时间集中注意力	☐
3	尽管我试着集中注意力，我还是不知道老师刚刚都说了什么	☐
4	有时候，我想去自己的房间（地下室、厨房、花园）拿点儿东西，然而等我到了之后，我又忘了自己本来想拿什么	☐
5	我写家庭作业的时间比班里其他同学要长	☐
6	我坐在家庭作业前，想开始写作业，然而我脑子里总开始冒出其他想法。于是我没能开始写作业，而是神游天外	☐
7	我总因为弄丢橡皮、笔、雨伞、卷子、本子或者类似的东西惹其他人生气	☐
8	我很害怕班里有噪音，因为这样我就无法专心做事	☐
9	我上课的时候总是不好好听讲，而是看向窗外	☐
10	老师或者爸爸妈妈常常说："注意！专心！"	☐
11	我经常忘记交该交的卷子	☐
12	有时候爸爸妈妈喊我的时候，我真的听不见	☐
13	大部分情况下我的房间都很乱	☐
14	有时候我觉得自己哪里不对劲，不过我不知道究竟哪里不对劲	☐

情况 15—28

15	在学校，我经常来回晃椅子，或者制造别的噪音	☐
16	在学校，比起老实坐在椅子上，我更愿意在桌子边站着	☐
17	比起坐着，我更愿意跑步或者攀爬	☐
18	我常常觉得自己跟被马达驱动着一样	☐
19	我讲话很快，说的内容也很多	☐
20	老师总是一再跟我说："慢点儿！"	☐
21	玩游戏的时候我很难老实等着最终轮到我	☐
22	我常常觉得自己心里在躁动	☐
23	其实我根本不知道为什么有时候其他人不愿意跟我一块玩	☐
24	我希望自己不这么好动	☐
25	有时候我真的很生朋友的气	☐
26	我更喜欢做令人兴奋的、刺激的事情	☐
27	不管我多么努力，总有人不喜欢我	☐
28	我的爸爸妈妈总是劝我慢点儿（比如滑雪、骑车等）	☐

现在请你判断一下，自己属于哪种类型的多动症孩子。你的爸爸妈妈又怎么看呢？

如果你在 1—14 中打了更多的对号，那么你属于"想入非非"的类型，做事不够仔细、总是偏离跑道。

如果你 1—14 中打的对号较少，却在 15—28 中打了更多对号，那么你更偏向于精力过剩类型，也就是总追求刺激，有时候冲出跑道。

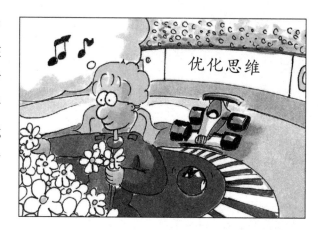

你想更多地了解有关自己多动症类型的知识吗？那么请阅读第二章。

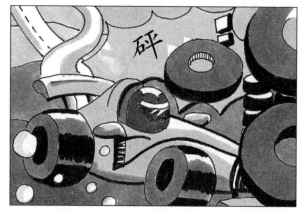

给孩子的优化思维方案——积极列表

现在你已经知道自己属于哪种类型的多动症孩子了。不过你对自己还有哪些其他了解吗？多动症只是你的一小部分，你身上还有许多别的特殊之处。你只是要想办法找到它们。请你补全下面的句子，描述自己：

» 我很擅长_____

_____

» 今年我在_____方面得到了提高。

» 看电视的时候我更喜欢_____频道。

» 我最喜欢读_____

» 我最喜欢听_____音乐。

» 我的兴趣爱好有_____

» 我最喜欢吃_____

» 我在学校里最喜欢上的课是_____

» 在学校里我不喜欢_____

» 为了让上学更舒服，我想改变的事情有_____

_____

» 在家里时，我喜欢_____

» 我喜欢自己的地方是_____

» 我希望自己改变的地方有_____

» 我很擅长_____

_____

跟一个你信赖的人聊聊这个列表，一起为你做得好的地方庆贺。如果你在"我很擅长"这一条后面只写了极少的内容，那说明你对自己还不够了解。快变身侦探，找出自己所有隐藏的能力吧！每个多动症孩子都有特殊才能。发现它们！

» 我们认识一个小男孩，他只要看到报纸，就能读出来。这一点他比家里所有人都强。

» 我们还认识一个小女孩，她能连续跳绳一百下，中间不会停顿。她家里的其他人都做不到。

而你身体里还藏着哪些天赋呢？不要只看到自己的缺点，也要找出自己的优点，这超级重要！我们必须要知道自己的优点是什么，这样我们才不会因为在学校经历一点儿不愉快就觉得自己能力不行。请不断想想自己的优点，它们是你身上极为特殊的一部分。

当然，有多动症的话，上学时不会总是那么容易，但等你变成大人，多动症给你带来的别样思维方式却能帮你取得成功。你在第二章中可以找到更多关于别样思维方式的内容。

和你信赖的人也一起想想，在学校和家里，你还有哪些做得不好的地方，也记得和他一起讨论你可以怎样做得更好。

解决问题

改变生活里的内容、解决问题——这是你一生都要不停做的事情。因此在这里我们想给你提供一个关于如何找到最佳方法的小小入门指南。

» 第一步：问题是什么？

请你认真思考，问题到底是什么。

» 第二步：都有哪些可能的解决方法？

请试着想出尽可能多的方法。

» 第三步：哪种方法最好？

注意：最简单和最容易的不一定是最佳方法。

» 第四步：

试试最佳方法，看看效果如何。

» 第五步：

如果没能成功，那就再试试别的方法。

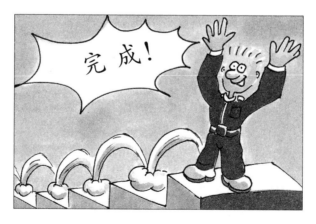

许多患有多动症的人都可以通过这些步骤更好地理解问题及其解决方案。举个例子：

» 第一步：问题

◇ 一个同班同学打扰到我，导致我没办法专心，让我生气。

» 第二步：可能的解决方法

◇ 撞他鼻子。

◇ 请他停下来。

◇ 请一位我喜欢的老师帮忙。

◇ 告诉我的爸爸妈妈。

◇ 转学。

◇ 装病，这样就可以待在家里。

» 第三步：哪种方法最好？

我决定请他停下来。

» 第四步：我试试

我跟他说了，但他不听。这个方法没能起到作用。

» 第五步：我试试另一种可能的方法

我请了一位我喜欢的老师帮忙。

这个方法成功了。

这只是一个如何一步步解决问题的小例子。在接下来的内容中，你能看到更多与自己属于"同类人"的多动症的例子。患有多动症的孩子们讲述了自己如何解决问题，让生活变得更舒适。

孩子给孩子的建议

好记性不如烂笔头

帮助方法：月度计划

» 情况：

马克思坐在教室里，感到无所适从。几分钟前，他听到安妮和艾娃讨论生物课考试。这跟当头一棒般让他突然意识到考试的时间就是今天，而且就在一个小时之后。他为自己又一次什么都没准备就要上考场感到非常生气，肯定又会考出最低分数，而且他注定要重修这门课了。

» 建议：

亚娜斯，七岁，巴特索登，黑森州。给马克思的建议如下：

马克思应该马上开始学着在作业本上写下考试的时间。他完全不应该尝试着靠记忆力在脑子里记住这些日期。在本子上记下考试日期的时候最好用红色的笔，这样他只要翻开作业本，马上就能看到。

在家的时候，我还会特意把考试日期写在我挂在书桌旁的月度计划里——而且，我大多数时候都会在考试的七天前开始准备，因此我会用绿色的笔在月度计划上写上：开始准备数学考试。而考试当天我的月度计划上则会有红色的大号粗体字：今天有数学考试！我是个喜欢磨磨蹭蹭、拖拖拉拉的人，但是做月度计划的时候却不一样。我只需要不超过两分钟的时间，就能把这些标记都写好。比起留级，我更愿意花费两分钟的时间把计划写清楚。

二月：

日期	学校	其他
1 号，周一		
2 号，周二	开始准备数学考试	
3 号，周三	准备数学考试	
4 号，周四	准备数学考试	
5 号，周五	准备数学考试	
6 号，周六		
7 号，周日		
8 号，周一	准备数学考试	
9 号，周二	准备数学考试	
10 号，周三	准备数学考试	
11 号，周四	数学考试	
12 号，周五		
13 号，周六		
14 号，周日		

15 号，周一		
16 号，周二		
17 号，周三		
18 号，周四		
19 号，周五		
20 号，周六		
21 号，周日		
22 号，周一		
23 号，周二		
24 号，周三		
25 号，周四		
26 号，周五		
27 号，周六		
28 号，周日		

集中注意力，不要走神

帮助方法：家庭作业管理

» 情况：

克里斯蒂安坐在教室的后排看向窗外，他完全不知道发生了什么。尽管他其实是想好好听讲的，他的思绪却总是不知道飘到了哪里。没人提醒他集中注意力，不要走神，注意听讲。因为他坐得十分靠后，前面的同学把他挡得严严实实。直到下课铃响起，他才突然"惊醒"，而课堂上究竟都讲了些什么，他几乎完全不知道。

» 建议：

玛丽塔，五年级，迪茨，莱茵兰－普法尔茨州。给克里斯蒂安的建议如下：

克里斯蒂安应该坐在老师附近，眼睛一直盯着老师。他应该试着去听老师说的每一句话。上课的时候，如果我意识到自己走神了，我会轻轻打一下自己的大腿，对自己说："停！专心听讲！"如果我不知道现在讲的是什么，我会立刻问老师。我的学习成绩现在提高了很多。

鲁迪，四岁，威斯巴登，黑森州。给克里斯蒂安的建议如下：

我也有着同样的问题，上课时总是不在状态，这曾经让我非常生气。我和爸爸妈妈以及同班同学讨论之后，做出了以下改变：我现在坐在老师常常走过的那一排位置——我觉得老师也有多动症，因为他就没在讲台后面坐着超过两分钟。一旦我开始走神了，老师在经过我的时候就会轻轻敲一下我的桌子。这是我们的秘密信号——听到了它，我就要重新集中注意力，跟上老师讲课的进度。

» 情况：

弗里德里克非常喜欢与电力相关的东西。他总是想要很积极地回答、参与相关的事情，然而有时候老师不点名要他回答问题。又一次没被点名回答问题之后，弗里德里克很伤心。他想："我想回答问题的时候，不让我回答，老师压根就看不到我，那我以后完全没必要积极回答问题、参与课堂了。"

弗里德里克决定以后不积极回答问题了，他的学习动力和注意力也跟着急速下降，他很快就从课堂上神游天外，思想上完全缺席。一节课结束，他完全不知道自己要怎么完成作业。

» 建议：

艾丽西亚，六年级，林堡，黑森州。给弗里德里克的建议如下：

你必须得跟老师就上课时不叫你回答问题这件事进行沟通，这非常重要。我也遇到过同样的情况，于是我跟老师聊了聊，他跟我说："尽管有时候我上课没点名要你回答问题，但我也注意到了你学习有多么投入、多么勤奋。课堂结束后我依然会给你打一个很好的口语分。"因为我依然想知道上课时老师是不是真的注意到了我，他后来会在我想要回答问题的时候对我点点头——这样我就知道他注意到我啦。积极参与课堂，举手回答问题能够让上课变得不那么无聊，我也能更好地集中注意力。

» 情况：

亚历山大猛然惊醒。闹铃响了。四点的时候汤姆要带他去玩滑板。亚历山大看了看表，不可能吧！他居然已经在书桌旁坐了两个小时了，但是他一笔也没写家庭作业。他刚刚都在干什么？

» 建议：

克斯汀，十二岁，汉堡。给亚历山大的建议如下：

为了尽快完成家庭作业，我给自己制订了避免走神、磨蹭的八条计划：

（1）首先打开家庭作业本，看看今天都有哪些课程，留了哪些作业。

（2）我看看有哪门我最喜欢的课留了作业。

（3）我想想自己需要多久才能完成作业。

（4）接着，我打开汉堡包形状的倒计时钟，调成我觉得自己需要完成作业的时间。

（5）然后，我开始认真写作业。

（6）大多数情况下我都能在自己预估的时间内完成作业。如果我所需要的时间比预估时间少或者多，那么我会思考原因。如果是因为我速度太慢了，那大多数时候是因为我走神了。这样的话下一次写作业的时候我会更加专心，绝不走神。

（7）写完一门作业我也会短暂休息一下，伸展、活动一下身体，喝点水或者在奖励列表上画上对号。每次完成作业画上对号时，我都非常骄傲。

（8）接下来，我会按照同样的流程开始写下一门作业。

如果你想知道自己都有哪些可以在奖励列表上画对号的内容，那么请跟你的爸爸妈妈聊一聊你的任务列表。在第七章和第十一章你能找到列表模板。你可以跟爸爸妈妈一起做这个列表。

如何管理家庭作业时间：

» 查看家庭作业本；

» 选出自己最喜欢的科目；

» 想想自己需要多久完成作业；

» 调好倒计时钟；

» 马上开始写作业，保持认真专心；

» 如果提前或者未能按时完成作业，想想为什么；

» 奖励自己，短暂休息；

» 继续写下一门作业。

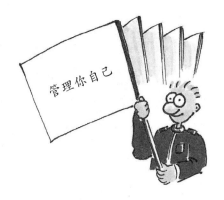

整理能够帮助你避免失望和怒火

» 情况：

希尔克因为自己的书包非常生气，她匆匆忙忙地在书包里翻找着德语课作业，她没找着。于是她得到了老师写下的一行加粗评语："没有完成作业。"希尔克伤心地哭了，因为她昨天明明花了一个小时写德语作业。

» 建议：

安吉莉卡，五年级，美因茨，莱茵兰－普法尔茨州。给希尔克的建议如下：

尽管整理有时候很难做，但不做却会带来更多困难。对我来说，每次写完作业后马上准备第二天的课本很有帮助。我根据课程表搞明白第二天都有哪些课，以及我都需要为这些课准备什么东西。为了让它们更加一目了然，易于管理，我将同一门课的书和作业本都用同样的颜色做上标注。我给阅读书、语文书、语文作业本都包上了绿色封皮。这样我一眼就能看出来，书包里是否装齐了三本绿色的书。保持书包内的整齐有序也有利于我的大脑保持秩序。

奥利弗，八年级，阿莎芬堡，巴伐利亚州。给希尔克的建议如下：

我曾经像个老鼠一样在自己的书包里刨啊刨，找作业本找了很多年。如今我有一个将所有完成的作业都放进去的文件袋，现在我每次只需要掏出这个文件袋就行了——作业本就在里面。

» 情况：

艾丽卡走进教室，一头雾水，因为除了她之外教室里居然空无一人，隔壁教室里也一样空荡荡的。今天有什么事情吗？有什么通知吗？她掏空书包，"挖"出一张压得皱巴巴，几乎无法看清写了什么的通知单，上面写着："3月15号，周一：请提前半小时到学校，因为去游乐园的巴士将于7：30准时发车。"

艾丽卡不由得生起了闷气。

» 建议：

珊德拉，七年级，霍夫海姆，黑森州。给艾丽卡的建议如下：

试试我的办法吧！我把所有的作业本都放在一个文件袋里。而在文件夹的底部，我还放了一个标注着"通知"的透明的文件夹。在这个文件夹里我会放入各种各样学校的通知单。或者你可以在书包里放一个小小的，单独的袋子——在文具用品商店里就能买到。你可以把这些通知塞入袋子里。我每次开始写作业前，都会先看看自己放通知单的夹子，看看里面有没有什么需要注意的事情，有的话，马上填入自己的月度计划表。我的建议：复印一份通知单，好好收起来。绝对不要把它们随便塞到书包里。

一个关于整理这一主题的真实案例：

» 情况：

延斯今年二十一岁，玛莱克十九岁。他们住在一起，都患有多动症。他们的小公寓看上去一团混乱，他们总是因为被另一个人的东西挡住了而找不到车钥匙了，信不知道放在哪了，剪刀跑到浴室去了，最喜欢的杯子不知道为什么被放到了卧室里，又因为找不到针线盒了等事情陷入争吵。有一天，两个人都一身疲惫地下班回家，然而家里所有的电器都突然不运转了（灯、冰箱、电视机等），于是两人大吵一架。他们俩明明没一个人想到要按时交电费，却都在怪罪另一个人没能担起责任。虽然天天争吵的人很容易感情破裂，但他们幸运地没因为这件事分手。

玛莱克和延斯寻求了专业帮助，并努力学着整理家。每样东西都要放在一个固定的位置——而且每个人用完某样东西之后，都要放回原位。大门口安了一个架子，上面放着一个小盒子和一个小碗。每次进门后都要将所有钥匙放在小碗里。而所有收到的信件则要放在小盒子里，哪怕其中一个人提早到家，已经读过了信。两人费了很大工夫，才建立起一套整理系统，而遵守该系统对他们俩来说也都是每天的一项挑战。尽管如此，他们还是说："不好好整理的话，我们大概早就已经分手了，那会更糟糕。我们宁愿费劲整理，但还是在一起，享受生活中的乐趣。"

» 建议：

他们两个人应该从孩提时代就
开始遵守的建议是：

从一开始就学着整理自己的房
间，给房间建立起一定的结构、秩序，
把自己的整理规则写下来。将书桌
放在自己最不容易被分心的地方，
将房间整理得整齐、一目了然且舒

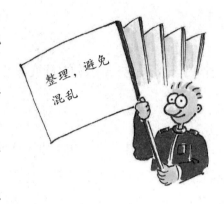

整理，避免
混乱

适。早点儿学会整理，你们刚成为成年人的时候就会少很多困扰。

躁动的时候该怎么办

» 情况：

拉夫觉得自己心里躁动不安的情况越来越严重了。他将之称为"我内
心的雷暴"。他静不下心来，也就更跟不上课堂进度了。他总有一股做点
儿什么的冲动。他觉得自己一秒钟都坐不住。他会问老师，自己能不能去
卫生间，老师拒绝了他，于是做点儿什么的想法越来越强烈。拉夫将一张
纸揉成团，扔到前座同学的脑袋上。前座同学向老师告状，于是拉夫被惩
罚抄写十遍《学生守则》。

» 建议：

卡斯滕，九年级，奥尔铂，北莱茵－威斯特伦法。给拉夫的建议如下：
我也是这样，内心总是躁动不安。我上小学的时候有一个很好的老师，

要求我们班的每个人每天都要完成一项任务,我的任务是擦黑板。每次我上课坐不住的时候,老师都会说:"卡斯滕,你想不想来擦擦黑板?"每次擦完黑板后,我都会好很多。跟你的老师聊一聊你这种内心静不下来的情况吧,你们也许能够一起找到一个解决方法,比如特别轻地用手指敲击桌

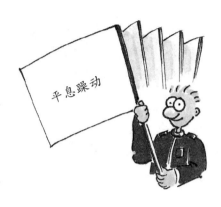

子,画点儿东西或者用手抓着橡皮挤压,等等。只要不被老师捉住,做点儿什么都行。

三思而后行

帮助方法:家庭作业快速笔记

» 情况:

放学铃响了,菲利普想尽快离开学校。虽然他才只记下第一部分家庭作业,他却已经停下笔,将课桌上的所有东西一股脑塞进书包,冲出教室。至于他课桌下面的书包拉杆,则完全被他忘在了脑后。下午的时候他要去运动,却找不着拉杆。这让他妈妈非常生气。

» 建议：

帕特里克，六年级，依茨泰因，黑森州。给菲利普的建议如下：

永远不要什么都不考虑，就急着行动。因为那样可能会导致不妙的后果。我身上发生过的事情有：我被地上的某些东西绊倒；我撞到了某个小孩；我把自己滑雪用的手套忘在酒店里，导致要重新回到酒店，因为没有滑雪手套我没法滑雪；暑假的时候我把自己最喜欢的太阳镜忘在了餐馆，等我回到餐馆的时候，太阳镜已经丢了。最糟糕的一次，我下车的时候根本没看见有另一辆车开过来，就风风火火地下车，结果导致我肋骨骨折、摔断腿、脑震荡，在医院躺了好几周。

我的建议是行动前先踩一下"刹车"，根据"三思而后行"的原则行事。在你急着离开学校前，先问问自己："一切都没问题吗？我装好了所有东西吗？今天有什么特殊的事情吗？"当你问自己这些问题的时候，你的大脑也会很快回忆一遍一天发生的事情，那么你可能会注意到："哎哟！运动！"通过无数经验，我总结出：三思而后行非常有必要。

还有一个关于写作业的建议：为了让我不忘记写作业，写得快一点儿，我的妈妈给我做了一个家庭作业快速笔记本。我可以很容易地将家庭作业和随堂考试的日期写在上面。我现在只需要把页数和日期写上去就行了，这样真的超级快。举个例子：

周一，_____

数学：

家庭作业：数学课本，页码_____

下一次随堂考试：日期_____

德语:

家庭作业:语言书,页码_____

家庭作业:读书,页码_____

下一次随堂考试:日期_____

艺术教育:

直到下周_____

物种课:

家庭作业:物种课课本,页码_____

下一次随堂考试:日期_____

　　每天都按照你的课程表内容制
订一个这样的计划,这真的帮了我
很多。我再也不会忘记重要事情了,
所有事情都一目了然,也不会惹人
生气了。

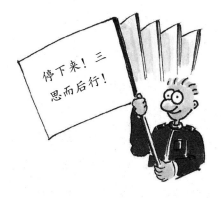

马上开始行动——而不是写下来等着以后再做

帮助方法：随堂测试计划表

» 情况：

莉迪亚的妈妈每周有两个下午要上班。等莉迪亚放学回家时，厨房桌子上放着一张纸条和一些钱：

"亲爱的莉迪亚，请你帮忙为晚餐买一块面包。我会买奶酪和香肠。爱你的妈妈。"莉迪亚将纸条和钱放到一旁，想着："我晚上再做。"

下午的时候，她和自己的朋友玩。他们一起用木条搭建了一个小房子，时间也随之跑得飞快。等晚上莉迪亚和妈妈一起铺餐桌时，她才意识到桌子上没有面包，可是商店已经关门了。

» 建议：

弗兰奇斯卡，四年级，汉诺威，下萨克森州。给莉迪亚的建议如下：

我因为忘记事情也曾经多次挨训，于是我开始这么做：要么我马上开始做一件事——这是最好的方法，要么我在门口放一张特别特别大的纸，写上"别忘了面包！"除此以外我还会设置好闹钟，在商店关门前提醒我。闹钟一响，我就停下手里所有的事情，马上去完成自己的任务。如果我在闹钟响起来之前出门，那么我就能在门口看见那张纸，马上去买东西。

» 情况：

延斯总是不停拖延，不复习数学随堂测试内容。然而明天他就要参加测试了，今天他才开始复习，而且清楚自己没办法在一天内学完所有需要复习的内容。于是他坐在书桌前闷闷不乐。

» 建议：

乌尔，八年级，赛尔特斯，黑森州。给延斯的建议如下：

这个问题我再熟悉不过了，我就是个拖延症大王。然而为了不留级，我每次知道一门随堂考试日期之后，就马上把所有可能被考到的内容过一遍。比如，我会看看数学考试会考哪些内容，然后数一数一共有多少页。我知道自己每天最多能复习两页。于是如果我需要复习十一页内容，我就将它们除以二，分出五天来学习。至于那个半天，我按全天来算，也就是说：我得提前七天开始复习。每天我都会完完整整复习两页的内容。接着我还会针对每部分内容写一个例题——写在我专门买的例题本子里。我每天都会这么做。如果我发现自己不会某部分题目，那么我会寻求帮助。我的爸爸或者同学会帮我讲解。除此以外，我还有一个补课老师。六天之后，我的例题本上会有至少十二个我在第七天可以再过一遍的例题啦。现在我已经为随堂考试做足了准备，我尽了自己的最大努力。

除此之外，完成每天的复习任务我还能得到一张奖励卡片，我可以用它兑换去游乐园的奖励。也跟你的爸爸妈妈一起讨论一下类似的奖励系统吧，这能让学习变得有趣多了。

你可以根据我上面给你讲的内容用简单的方法制订一个随堂测试计划表。我的大概是这样：

» 考试内容：

数学考试

» 考试日期：

周四，2 月 25 日

» 需要复习的页数：11 页；

» 需要复习的天数（每天两页）：总共 7 天；

» 本次考试我需要掌握的知识点有：分数加减乘除、计算和解题；

» 如果需要帮助，那么我需要及时向谁求助：奥特老师、爸爸、弗里德里克；

» 第一天（2 月 18 日）：学习第 98、99 页，并写下例题；

» 第二天（2 月 19 日）：学习第 100、101 页，并写下例题；

» 第三天（2 月 20 日）：学习第 102、103 页，并写下例题；

» 第四天（2 月 21 日）：学习第 104、105 页，并写下例题；

» 第五天（2 月 22 日）：学习第 106、107 页，并写下例题；

» 第六天（2 月 23 日）：学习第 108 页，并写下例题；

» 第七天（2 月 24 日）：再复习一遍例题册。

在本书的第十一章，你能找到自己可以填写的随堂测试计划表模板。

不要着急，仔细审题

帮助办法：分步骤解题方案

» 情况：

安妮非常伤心。她为数学考试复习了那么多，然而结果却是不及格。题目第一行是乘法，第二行是除法，第三行乘法，第四行又是除法。她只看了第一行的要求，然后把每一行都算成了乘法。多么愚蠢的错误啊。多么令人生气。

汉斯不知所措。他的德语考试卷子上老师批上了六分和一句评价："审题错误"。汉斯只是草草看了一遍题目就急匆匆地下笔书写，完全写错了主题。

» 建议：

艾瑞斯，五年级，纽伦堡，巴伐利亚州。给安妮和汉斯的建议如下：

不仔细审题，就急着下笔——这对于我们患有多动症的人来说真是再典型不过了。我在参加了一个针对多动症的训练项目之后，开始试着分步骤完成每项任务。最关键的地方是：只有完全完成了某一步骤之后，我才会开始下一个步骤。下面的这六个步骤让我受益良多：

步骤一：

我问自己要做的题目究竟是什么？

于是我会仔细阅读题目。

这样我就会在语言考试中看清楚题目是什么，也会在数学考试中分清乘法和除法。

第二步：

我思考怎样做才最好？

我将题目分解为小块。

写作文的话，我就会分出文章的开头、主体、结尾。

做数学题的话，我就会考虑从最简单的题目开始写。

第三步：

我开始仔细、小心地书写。

我会仔细看自己都在写什么，会保持书写整齐。

第四步：

我一口气完成，中间不停顿。

我不让自己因为其他东西或者人分心。

第五步：

停下来，我检查一遍。

等我写完所有题目之后，我会再一次默读一遍全部内容。如果有必要的话，我会修改某些地方。

第六步：

如果我做得很棒，我会奖励自己。

现在你可以为自己感到高兴，拍拍自己的肩膀啦。

在本书的第十一章，你还能再次看到这个按步骤来的方案。将它挂在你的书桌上方，随时使用它。每次写家庭作业都按照这个方案来，这样你才能养成习惯，在随堂考试的时候自然而然地按这种方法行事。不犯马虎的错误，你也能考出和自己努力程度相符的好成绩。

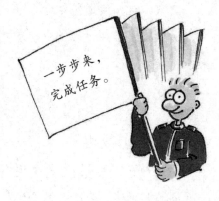

一步步来，
完成任务。

学习——而不是草草阅读了事

帮助方法：卡片箱

» 情况：

约翰纳斯坐在书桌前学习单词，后天他有词汇考试。他读了三遍单词，合上书，觉得自己做好了考试准备。然而最终他只拿了五分，因为他不知道为什么根本没记住这些单词。

» 建议：

莫娜，六年级，多特蒙德，北莱茵－威斯特伦法州。给约翰纳斯的建议如下：

我也是在英语课上得了好多个五分之后，才开始学着用下列方法学习单词：

你可以通过下面的办法背单词：

（1）将所有需要背诵的英语单词和它的德语释义都读一遍。

（2）读完之后，我用一张纸挡住单词的德语释义，然后测试自己记住了哪些内容。

（3）将自己没记住的英语单词和它的德语释义都写在一张卡片上：正面写英语，背面写德语。我将这些卡片放在一个分为两格的卡片箱里。

（4）再一张一张过一遍所有单词卡。把已经掌握的单词的卡片放在后面的格子里，没掌握的则放回前面的格子，直到我掌握了它之后，才会把它放到后面的格子里去。

除此以外，我还会在考试的前一天再过一遍所有的单词，这样脑子里才会有最新的记忆。

» 情况：

阿克希尔坐在生物课考试卷子前，然而脑子里一片空白。他完全不能理解卷子里的东西。然而他昨天复习了，也将要考的内容都读过一遍了。

» 建议：

乔治，十年级，伯尔尼，瑞士。给阿克希尔的建议如下：

如果你对一门课特别着迷，充满热情，那么只读一遍也许就足以准备考试了。因为如果你对一门特别感兴趣的话，你上课的时候已经学到了很多东西，你本来已经知道需要的知识了。然而我对大部分课都没什么兴趣，因此我必须得认真复习每一门课。根据我的经验，时间分配对于复习考试来说十分重要。随堂考试计划可以很好地帮到这一点。

如果你得学习特别复杂的东西，那么你最好这么做：

（1）先将所有考试可能会考到的地方都读一遍。这并不是为了马上理解全部内容，而是为了获得一个概览。

（2）现在你需要一页一页认真研读，而且用彩笔将重要的地方标注出来。如果你的书是借来的，那么在这之前先复印一份，在复印件上做标注。

（3）现在请试着将自己读到的一段一段内容用自己的话总结并写下来。这个时候你也可以试着加上一些绘画和符号，也许能帮到你。

（4）如果遇到不懂的地方，就问问自己认识的、能帮你讲解的人。

如果你找不到能帮忙的人，就将这部分记下来，放在一边，稍后问老师。大部分时候老师会为你的勤学好问感到高兴，很乐意帮你讲解问题。

（5）考试前的最后一天你不应该再学任何新的东西了，这时候你应该将所有内容再读一遍。在阅读时大声读出重要的知识点非常有帮助，这样你更能加深印象，考试时也更容易想起来。

如果你想要更多了解我们的大脑在学习时是如何工作的，请阅读本书的第二章。

克制自己，别让情绪爆发

» 情况：

大富翁比赛出结果了——伯纳德输了。他勃然大怒，大声抱怨："我没兴趣了！我不玩了！"接着他用手将游戏图上所有的小房子全都推倒，扔到箱子里。他的两个玩伴对视一眼，飞速站起来跑开了。伯纳德自己一个人留在原地，接下来的整个下午都陷入无聊中。

库尔特能感觉到自己的血液是怎么沸腾起来的。这个讨厌的马里奥，为什么他总要比自己领先呢？他想尽一切办法，想要取胜。现在，马里奥又超过了贝琳达！于是库尔特发怒了。他冲过去，开始像疯了一样打马里奥。他现在完全不知道自己在做什么。人们跑过来，将他从马里奥身上拉开。所有人都冲着库尔特摇头，怎么能这样打人呢？贝琳达更是惊慌失措地看着他。

米尔德坐在妹妹对面，因为她妹妹喝水的时候会发出很搞笑的吞咽声，这对米尔德的耳朵来说是个折磨。这让她很难受，她没办法专心吃自己的早餐了。她等着妹妹的下一次吞咽，以及那恶心的声音。又一次，当她的妹妹将杯子凑近嘴巴时，米尔德暴走了。她一下子跳起来，越过整个桌子抓住妹妹的肩膀狂摇起来："能不能停下来，别再吞咽了！否则的话我要你好看！"桌子上的东西洒了一地，牛奶更是流满了一桌。她的爸爸妈妈一时间惊慌失措。

皮特刚刚在写作业。写几何作业的时候他必须得整整齐齐地画上图案。画最后一个圆的时候他的圆规掉了。他的怒火不断燃烧。突然，他将圆规扔开，将它拆成一块块，使劲踩了许多下。

» 建议：

马克西米连，十年级，吉森，黑森州。给伯纳德、库尔特、米尔德和皮特提供建议如下：

当你感觉自己要爆发的时候，请试着这样做：深深吸气，慢慢将气呼出去。这个过程中，想想令人开心的事。对自己说："平静下来，平静下来。"重复一遍。如果你愤怒的哆嗦和紧张并没有得到缓解，那么我建议你走开。离开原地，远离让你生气的人或者地方，最好是去一个安静的地方。也许你还可以试着跑几圈，或者听听音乐。千万不要发火失控，离那些总是惹你生气的人远一点儿。拉紧你的缰绳，别随意松开。

其实我自己也有过这样的经历，在碰到某个点之后就丧失思考能力，彻底爆发。注意别让类似的事情在你身上发生。我因为类似的情况失去了

自己所有最好的朋友,现在只能不停
怀念我们过去的美好时光。情绪爆发
只能带来生气,生朋友的气,生熟人
的气,生爸爸妈妈的气或者生必须再
写一遍作业的气。不管再怎么困难,
你也得学着控制自己。

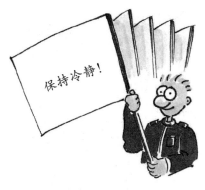

不过我可以向你保证:每次控制
自己不要爆发,保持冷静,都是一次胜利,而且你接下来会觉得好极了。

重点小结

◎ 制作一个尽可能全面的月度计划表，在上面标记出所有重要的日期。

◎ 制作一个家庭作业计划表，并标记出所有的考试日期。

◎ 每次随堂考试前，都填好一张考试计划表，并严格执行。

◎ 马上将重要的日子写下来——不要拖延。

◎ 每节课之后都将所有的书和本子放回书包原位。

◎ 通过使用文件夹和文件袋保持书包整齐。

◎ 积极参与课堂学习有助于提高注意力。

◎ 有什么不懂的，马上就问。

◎ 课堂上举手回答问题。

◎ 坐在老师附近的位置。

◎ 坐得离喜欢闲聊的同学远一点儿。

◎ 跟老师一起想出一个帮助你从走神中回过神来的小信号。

◎ 想办法在不打扰他人的情况下平息内心躁动，比如，承担擦黑板的工作，用手指轻轻敲打桌子或者嚼口香糖（当然不要吹泡泡），或者干脆把老师说的内容都写下来。

◎ 及时意识到自己走神的情况，并将注意力拉回来。

10

优化思维方案：

给儿科医生及其他临床医生的建议

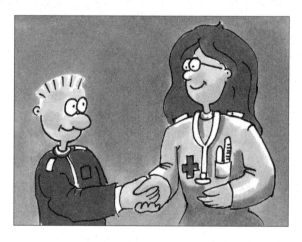

» 多动症孩子为什么需要进行药物治疗，以及您何时需要考虑对多动症孩子进行药物治疗？

» 治疗多动症时哪些药物可能有用？

» 药物治疗能够起到哪些积极作用？

» 多动症孩子的父母们都有哪些使用药物治疗的经验？

人们为何要使用药物？何时应该使用药物？

您应该已经了解到，自己能为多动症孩子提供哪些帮助，如何帮助孩子实施个性化学习计划，以及优良的动力能够为孩子的发育、发展带来哪些积极帮助。然而有些多动症孩子的情况如此棘手，上述办法并不能完全奏效，这时候您就应该考虑药物治疗。

请您想想我们大脑中的神经网络（详见第四章），那么您就会知道，多动症是一种伴有异常信息处理方式的神经生物学障碍，会对日常生活和学习造成不良影响。

当然，我们的思想、感知和行为还受到许多其他条件的影响。每个人都有不同的才能，每个人天赋不同，对于激活分流路径和神经网络系统中的中枢交流有着各自不同的构成比。也许，您更擅于处理音频信息，而您的朋友或许则属于偏好视觉学习的类型。

自然，多动症孩子也都有着个体不同之处。幸运的是，并不是每个患有多动症的孩子都在学习、感知处理和行为上有异常，他们注意力、冲动控制能力和记忆能力的受损程度也各有不同。我们的大脑非常灵活，可以自主利用良好的天赋或者学习策略弥补弱点，然而对某些孩子来说，这还不够。

每个个体都有着如此不同的特殊之处，而每个患有多动症的人又有着如此不同的表现。举个例子，有的孩子的注意力缺陷非常棘手，有的则在早期可以通过别的方式（教育、认知）弥补掩盖，直到三年级左右才暴露出来。

现在已经有了国际公认的具有科学性的多动症确诊标准，然而这并不意味着我们已经打开了多动症的抽屉，找到了可以治疗它的万能药。帮助多动症孩子及其家庭的时候必须根据个体特殊的多动症问题表现以及孩子本身的优点、强项对症下药。

通过药物影响其背后的神经生物学缺陷，从而优化信息处理能力，这正是优化思维方案的一部分。

为什么药物治疗适合许多患有多动症的孩子？

要想回答这个问题，我们还得再回顾一下神经网络的工作模式。我们已经知道人类思想、感觉和行为的构成与大脑的工作方法联系紧密。数不清的神经细胞一一对话，完成对信息的处理、存储和转移。

这方面的知识将器质性和心理导致的障碍严格区别开，划分为两块，这是非常多余且不对的。"这个问题应该通过心理谈话还是进行治疗"这样的问题是完全错误的。许多孩子和他们的家庭需要双管齐下，不过要使用正确的顺序和组合。

除此以外，这和治疗其他障碍的基本思想是一致的。患有糖尿病的孩子是因为代谢方面的问题才生病的，仅仅依靠使用胰岛素这样的药物难以完全解决问题。于是产生了一个新的概念，也就是将药物治疗和心理治疗——为孩子和其父母讲解、训练有帮助的行为方式——结合起来。

多动症并没有糖类代谢障碍，却有着神经网络中信息处理的异常之处。这和化学有什么关系呢？我们的上万亿个神经细胞又是如何进行沟通交流的呢？

神经细胞间的彼此交流总是遵循一个原则：神经细胞信号传递（类似于电话网络）电冲动。我们可以通过脑电图看到一部分上述波动及其分布范围。对大脑电波活动的观测能够帮助我们了解大脑成熟过程或者神经网络中电流沟通所存在的障碍。有时候通过脑电图可以看到部分多动症孩子的微小不协调之处。而脑电图其实只是对多动症孩子进行检查的很小一部分。

神经细胞传递的电流信号可以在神经递质的帮助下展示出来，这就是我们最早提出的那个问题的答案："神经网络中的信息处理和化学有什么关系呢？"

和电话线路不同，神经线路的尾部有着空缺之处，这就是每个神经细胞之间的开关站。这个"细胞间隙"只有几百分之一毫米宽，却像个开关一样负责传导或者切断特定信号。只要按下"开"，那么转瞬之间，一个能够帮助电流波动的化学信使会被飞速射出、传导。信息也就会从一个细胞传播到另一个细胞，同时接受改变和处理。

我们大脑中的每个神经细胞都跟上千个其他神经细胞相连，每秒钟处理的信息数量如此之大，以至于世界上没有任何一台电脑能够完成类似的运算。

当然，这里还存在大量的信使。我们这里谈其中两种：多巴胺和去甲肾上腺素。对于多动症来说，它们有着特殊的作用。它们在大脑中不同的神经中枢和神经节（额叶丘脑纹状体系统）作为传递信使，驱动我们的信息接收和调整。在这点上，多动症孩子正好存在异常（详情见第四章）。

信息接收天线和对比功能校定不精准，信息在工作内存的分类和后续传导功能运转得不够良好，而这全都是因为多动症下多巴胺代谢的机制与常人不同。尽管越来越多的神经学家们开始研究这一主题，我们对它的了解却依然不够全面细致。最新的科学研究显示，多巴胺代谢的特点与多巴脱羧酶的多样酶活力相关。

通过诸如正电子发射计算机断层扫描（PET）等新的方法和检查技术，多动症神经生物学异常之处的某些方面也得以被进一步展示出来，比如多动症成人大脑策划中枢（额叶）中的大脑代谢行为异常。通过这些图像，人们可以看到神经递质系统不平衡带来的影响。

这类知识帮助我们更好地理解多动症，也能为之提供更有效的帮助。您已经了解了许多不同的角度。下面几页我们将为您讲述能够平衡神经递质系统错误驱动，从而降低细微处理和存储异常的刺激剂——药物。

哪些药物对于治疗多动症有用？

很遗憾，总有谣言说要给伴有多动症状的多动症孩子使用镇静剂，让他们"镇静"下来。这完全是错误的，因为镇静剂在多动症孩子身上只会起到反作用，让他们更加兴奋、激动。我们用刺激剂治疗多动症孩子——对于其他人来说其实就是兴奋剂。但由于多动症神经递质系统的特殊之处，它们在多动症孩子身上有完全不同的功效：这些孩子会变得更加清醒、更乐于接受、更平静，而且能够更好地认识、适应周围的环境。

刺激剂能够改变多巴胺和去甲肾上腺素这两种神经递质的代谢，因此它也能够正向引导多动症的信息处理：

» 信息接收天线能够被设置得适合当前环境；

» 外部刺激接收的调整校准也被设定得更加恰当；

» 工作内存的功率和容量也得到了提高。

既然这样，我们为什么不给多动症孩子使用这种疗法呢？刺激剂疗法正如一副眼镜，它解决多动症孩子的典型困难，帮助孩子将注意力集中到正确的相关信息上去，而且将图片对比度调得更敏锐、更高。从来没有人会想要阻挡视力有缺陷的人佩戴眼镜。然而在关于治疗多动症孩子的讨论中，遗憾的是总有人想要禁止他们"佩戴眼镜"。

令人非常难以置信的是，在德国关于多动症及其有效疗法的知识总是被人忽视，甚至专业人士也一样。正因为偏见和知识匮乏，多动症孩子得不到有效帮助和治疗，甚至很多时候这些有效治疗还会遭到错误诋毁。

许多多动症孩子和他们的父母会受到大量的指责——不仅仅错误地将问题归咎于教育，而且还误解父母给孩子使用药物的行为。您一定没少想过要给自己家的捣蛋鬼用点儿药，让他平静下来吧。

类似的评估明显轻视了多动症孩子和他们父母所面临的真正困境，甚至还让他们难上加难了。不使用正确引导和教育，单靠药物是绝对不可能像魔法一样将孩子变得"乖巧认真"的。对于多动症孩子来说，刺激剂通常必不可少，然而它不是解决问题的万能药。孩子家长必须得继续教育、支持孩子的成长发育。

通过多年来跟上百个孩子打交道的经验，我们知道父母通常很难迈出给孩子使用药物的这一步。我们知道的家庭没有一个人会不加思考就给孩子用药的。虽然许多家庭在迈出这一步之前，已经尝试了数不清的其他"疗法"了。他们承受的压力如此之大，导致他们愿意抓住、尝试任何一个可以帮助他们孩子的可能性。

楼兰的爸爸在访谈时给我大致讲述了他们一家人尝试过的种种治疗方法。其实他爸爸还是迫于妈妈的压力才找我的，因为妈妈想让楼兰做全面检查。现在，在做完所有检测之后给他们分析检查结果和可能有帮助的方法时，这位爸爸变得神经紧张，一股脑将自己的懊丧发泄出来："我非常急切地想知道您有哪些建议，请您开始吧。请您相信，没什么能够吓到我。因为我们在给儿子寻求帮助的过程中，曾经进行过的游戏治疗得出了一个结论：孩子一切正常，我们——孩子的父母才是有问题的人。在一次次的父母访谈中我们总是不断受到贬低。他们说我们的夫妻关系有问题，指责我们没有给予孩子足够的照顾。虽然我们真的尽了最大努力了，楼兰依旧那么不听话、过度活跃。于是我们又得到了一个新的建议：家里完全戒糖。全家开始折磨人的控制饮食计划，这根本让人没法坚持下去，而且一点儿用也没有！

"至于那些贵得要死的头发分析、花朵疗法以及其他各种各样医生建议我们进行的治疗方法，我现在也不愿意一一描述了。但是接下来还出现了各种体操治疗方法，我的儿子必须得用某个特定身体部位推独轮车。接着他们建议我太太每天早上上学前让孩子进行交叉、扭曲身体的锻炼。您知道，楼兰早上仅仅是穿衣服和吃饭这种小事都会让他爆炸，您能想象让他每天早上进行这种锻炼，我们都经历了什么吗？

"然而最糟糕的地方是，这些胡言乱语的东西什么用都没有。相反，问题还越来越严重了。

"要不是实在太担忧他的发展和未来了，我们根本不会来找您。"

鲁夫也是那种人们在他身上已经尝试了所有办法的孩子，遗憾的是，都没什么用。他身上寄托着无数希望，他和妈妈都已经陷入绝望了，他的家庭甚至已经因为种种问题走向破裂。而现在，他还面临着被学校开除的风险。

首先，通过一系列谈话和诊疗，鲁夫和他的妈妈明确得到了"多动症"的确诊结果。单单是知道鲁夫容易走神、注意力不集中、冲动的原因，就已经帮助他们更好地和对方相处，而不是永远争吵不休。鲁夫非常积极地参与行为和注意力训练，他的妈妈也定期按时参加"父母培训"。

因为鲁夫的多动症症状十分棘手，我们有必要对他使用额外的刺激剂帮助治疗。由此，他不仅在学校更加专心、认真，而且还学会了控制自己的突发性情绪爆发，能够更好地倾听他人。

他自己说："我觉得每天都得吃药片很蠢，但是我也感觉到自己每天都变得更好，能够控制住自己了。最开始的时候，我面临了一个小危机，我觉得是药片帮我取得了好成绩的。每天早上吃药的时候，我总是觉得很愧疚，于是，我也试着偶尔不吃药。随着时间一天天过去，和医生、团队里的青少年们进行的谈话帮助我最终搞明白了，药片不能变出任何好成绩来，它们只能帮助我更好地集中精神，帮我把自己学会的知识写到卷面上来。相比于过去，我当然学会了更多知识，也能更好地为随堂考试进行复习，而且我也知道了自己取得好成绩并不是因为药片。

"在我了解了所有事情之后，有时候还是会有想让老师和身边的人全都闭上嘴巴的冲动，不过现在我也知道如何克服这些危机了。"

可以理解，很多青少年或者小孩子都有和鲁夫类似的经历。他们必须得亲自感受、理解药物的价值，而不应该觉得"只有药物能让我变得聪明可爱"。没什么比把好成绩和好行为归功于服用刺激剂更糟糕可悲的事情了。刺激剂不是什么"聪明神药"或者"乖巧神药"。它只能帮助孩子更精确、有目标地获得信息，更好地了解状况以及更棒地管控、驱动自己的行为。其他的事情就得靠孩子自己的天赋和能力了。这就像佩戴上眼镜，眼镜本身不能让我学会阅读，但没有眼镜我的视力不足以阅读，因此戴上眼镜我才能更好地辨别字母。

丹娜（十五岁）刚刚顺利通过文理中学九年级的课程。她的正确拼写一直是个问题。她非常努力，勤奋练习。她的德语老师了解到她部分功能缺陷的情况。丹娜非常积极地想要在十年级后继续去职业学校学习并拿到文凭，她想要成为建筑绘图师或者建筑师。

她的学习兴趣和完成学校任务的自信心并不一直都这么高昂。相反，她第一次来我们诊所的时候，情况糟透了。她的父母十分绝望：

"丹娜很艰难地才完成了六年级的学习，四年级的时候她就被要求留级，因为她什么进度都跟不上。现在她每天早上都抱怨头疼或者肚子疼。有时候情况糟糕到我们根本没办法送她去学校。她一整个上午都躺在床上，整个人缩在被子下面，什么都不想听，更别提去学校了。而且写作业也是个大问题，她跟我一起做了许多练习，在家的时候真的什么都会，但到学校考试时却脑子一片空白。她只会答卷子上极少部分的题，而且还会犯一大堆错误。于是成绩总是 5 分，有时候甚至还是 6 分。

"我们所有人都受够了。我们非常忧愁，因为丹娜总是这么悲伤，再也不像她小时候那么可爱活泼了。然而我们也不可能每天下午再进行更多的练习、补课了。她到底怎么了？她为什么不想上学？其实我们觉得她真的很聪明，学什么都很快。如果她能不要这么容易走神，少犯点儿马大哈的错就好了！至少让她考一次好成绩啊！"

通过检查，我们可以明确看出丹娜有好胜心，想要做好。她的逻辑思考能力完全没问题。然而她总是容易走神，而且在做比逻辑思考更需要认真细心的作业时，容易犯错。她的视线容易飘移，从而少读一行或者完全读错内容。她的专心能力和短时记忆能力都差到了极致。

除了"不伴有多动症状的多动症"的诊断外，丹娜还遗憾地患有部分功能障碍以及正确书写障碍。由于这些问题，她从二年级开始就在自我认知和自信心方面出现越来越多的问题。而负面学习经历的恶性循环更是确定了她每天的生活基调。她看不到每天的希望，有时候甚至要"躲到被子下面去"。

经过列出她的强项、弱项，给她讲解可以通过哪种感知通道让她更好地学习，以及提高注意力，丹娜不再觉得"学校压力"那么让她绝望了。她也更好地认识了自己的情感和害怕的情绪。不过因为她显著的多动症状，她还得额外接受刺激剂治疗。

接下来的几个月中，丹娜发生了令人惊奇的改变。她的父母这么描述：

"丹娜跟之前判若两人。她能够发自内心地笑出来，对一切都充满兴趣，而且再也不痛恨上学了。头疼也随风消散得无影无踪了。她现在能够正确评估自己和自己的成绩。她知道自己能做什么，以及需要额外练习什么。她在听写的时候甚至能够只犯十三个错误了，她为自己本子上不再总是一片错误的红叉叉感到非常激动。她现在又有兴趣每天下午跟朋友一起玩耍了。让我们惊讶的是她居然还愿意每周参加一次乒乓球训练。"

不仅仅父母感受到了孩子的积极变化，丹娜的老师也目瞪口呆。她了解到丹娜完全不同的另一面，而且为丹娜出色的口语表达能力感到非常高兴。丹娜上课时不再神游天外，而是积极参与，跟上课堂进度。她树立了良好的自尊心，而且不再将自己的弱点当作失败。

丹娜使用的是一种在德国很常见的刺激剂药物。要给孩子使用哪种刺激剂或者药剂，这一点必须要由在治疗多动症方面经验丰富且用药值得信赖的医生来决定。

给每个孩子使用的剂量也因人而异，各有不同。正确用药量不仅跟多动症孩子的缺陷严重程度相关，也要考虑多动症孩子神经生物系统对于改变的反应程度，因此死板的固定用药剂量毫无意义。

为了让药物发挥最大作用，决定给每个孩子用药前必须回答下列问题：

» 有必要给这个孩子使用药物治疗吗？

» 除此以外还有哪些帮助方法必不可少？

» 哪种药物作用最佳？

» 什么时候用药？频率如何？

并不是每个患有多动症的孩子都必须采取药物治疗。因为多动症表现各异，每个孩子的具体情况又各有不同，我们必须做到因人而异，制定个性化方案。从这点来说，必须得对多动症和其信息处理上的异常之处有着足够的了解。父母、老师和孩子自己必须能够根据这些知识，在日常生活中实践帮助方案，以便降低注意力缺陷对日常生活的影响，提早避免严重问题的出现（详情请看第六至第九章）。

如果上述帮助远远不够，孩子还是因为多动症出现了一系列学习、发育和行为方面的问题，那么人们应该尽早考虑进行额外药物治疗，不要阻碍孩子获取有效疗法的帮助。如果父母能仔细、认真地回答上述几个问题，那么使用药物让孩子镇定下来的治疗方法不再应该被冠上"化学下药"或者"化学棍子"等错误名声。

药物如何就多动症发挥作用？

因为刺激剂能够帮助改善多动症患者在信息处理方面的神经生物学异常之处，所以这种药物通常在下列方面有着惊人的作用：

» 提高注意力；
» 缓解冲动；
» 安抚内心躁动；
» 改善感知处理能力。

用刺激剂治疗多动症的上述有效作用已经有超过五十年的记载和报告历史。随着神经生物学的进步和知识的扩充，我们能更好地了解其在神经生物网络中产生的具体作用和功效。

刺激剂促进提高神经递质代谢，让多动症孩子能够更准确、有目标地接收、存储和处理信息，孩子会更加乐于接受，且拥有更好的注意力以及更细致的刺激处理能力。

针对上千个接受药物治疗的孩子的科学调查及测试显示，孩子们的信息处理能力得到了下列改变：

» 筛选接受信息时更快、更有目标；

» 更迅速地调用已有知识；

» 短时记忆能力更精确迅速；

» 反应速度更快；

» 总体来说，信息处理的加密和解密时间都得到了缩短。

科学调查和判断是一回事——和孩子的日常相处则是另一回事。孩子父母、老师和朋友的描述则从另一个角度勾画出了任何测试都无法描绘的药物的积极作用。下面列出了一些学校和孩子父母给出的重要评价：

第一次从学校得到真正的积极评价

» 不再随意插嘴，学会了举手回答问题；

» 有兴趣上课，积极参与课堂；

» 更安静，不再那么风风火火；

» 语速更慢，极少口吃；

» 不再闲聊扰乱课堂秩序；

» 不再扮演小丑；

» 能够遵守课堂规则；

» 按时完成任务；

» 不再一个字母一个字母地抄写，能够写下整个单词；

» 表现得不再那么乱七八糟；

» 走神的次数变少了，写作业时更快、更准确；

» 少犯了许多马大哈错误，由此德语和数学成绩也得到了提高；

» 能够控制住自己写什么；

» 作业本整洁，值得表扬，字写得更好了；

» 不再一有困难就马上放弃；

» 和同学相处愉快；

» 找到了朋友；

» 跟同学在一起时不再那么粗心大意、粗鲁；

» 学会了等待。

在家里的表现明显改善

» 写作业时不再发生争吵；

» 不再狡辩；

» 很少爆发；

» 不再冲动行事，学会了三思而后行；

» 能够参与集体谈话，更好地倾听；

» 变得安静了，不再干什么都让人精神紧张；

» 愿意上学；

» 为自己的好成绩骄傲得像个国王；

» 终于开始读书了；

» 能够自己做事；

» 能够维护自己的友谊，跟其他孩子好好来往；

» 终于又被邀请参加别的孩子的生日宴会；

» 拜访别的孩子时不再发生争吵，能够顺利在别人家过夜；

» 表现得更加平和、自信；

» 自己考虑未来，产生了好胜心；

» 健忘次数变少，不再那么混乱；

» 能够更好地停下玩耍；

» 和谐地与家庭成员度假；

» 终于从熟人那里听到了积极的评价，而不是抱怨；

» 和邻居关系改善，学会和人好好交往，不再被人躲着走。

伯纳德的老师给出下列反馈：

标题：自从服药以来（四月中旬），伯纳德在学校的表现。

自被家长告知伯纳德服药以来，我们特别观察并记录他的行为如下：

（1）从大概四月底至六月初：

a）他明显更安静了；

b）他表现得更加专心、平和；

c）他变得更加内向，不再那么关注其他同学，因此冲突也减少了；

d）不再那么易受刺激。

（2）自大概十四天前开始：

a）伯纳德又变得不安静、易受刺激；

b）他又不专心了，不过没之前那么严重。

从上述例子您可以看出，父母跟老师沟通交流是多么重要。老师及时的评价和反馈对于治疗管理非常有帮助。它们能够反馈、解释父母描述的改变。在伯纳德身上，药物帮他获得了所有希望的良好改变。至于为什么他在最近十四天又一次开始了不专注的行为，请通过下列谈话找出原因：

对于伯纳德来说，一切都是因为课程表的变动。他每天不再只上四节课，反而要一直上到下午一点。最后一节课的时候药物疗效就没了，所以他得在最后一个大课间的时候再吃一片药。

为什么注意力和行为管理不能保持良好？这有许多不同的原因，并不是每次都跟药物有关。

阿奇坐立不安和上课困难的主要原因是音乐和艺术老师。他完全不想上课，对这门课的兴趣完全为零。自然地，马上给阿奇使用更多药物没什么意义。真正有帮助的是跟阿奇进行一场细致的谈话，看看如何能让他完成任务——不扰乱课堂，不惹怒老师，认真参与音乐和艺术课。

不应该由于每天状态的起伏就立刻更改剂量或者药物，药物并不能像魔法一样改善学习动力。所有孩子，包括多动症孩子都要学着处理失望，学着完成不喜欢的事情。当然了，理智和全局能力与感知和计划能力密切相关，这也正是我们要通过治疗优化多动症的一点。这也让多动症孩子学着正确对待"愚蠢的事情"以及让人不愉悦的东西，有时候他们甚至还能激发出新的兴趣，甚至从之前根本不碰的东西中找到全新的乐趣。

马丁发掘出钢琴这个全新的爱好。之前，他完全静不下来，总是没两秒就要干点儿其他事情，不能老实地坐在椅子上。现在他的耐心却如此充足，他能够每天都自愿坐在钢琴前练习曲子，而且经常超过半个小时。他的钢琴老师和他的爸爸妈妈一样惊奇。他甚至学得很快，表现出独特的音乐天赋。他通过弹钢琴来静心，"沉浸于另一个世界"。他非常高兴自己发现了一个全新的世界，而且为自己在毕业晚会上演奏感到非常骄傲。

所有成功的结果都给负面学习经历按下停止键，并开始了积极的学习和生活螺旋。当然了，学习成就、成长进步、新的友谊以及几乎没有压力的家庭生活并不是药物带来的直接效果，但是通过药物治疗，之前因为多动症反应匆忙、缺乏耐心和计划而隐藏起来的天赋和特性得以展示出来。夸奖和成功也由此成为发动机，驱动着孩子获得更多积极体验。

药物治疗的积极作用

这方面不仅仅只有主观描述，我们还能够在多个方面找到成功效果的客观描述：

> » 学习行为（认知能力）；
>
> » 运动机能；
>
> » 行为和关系。

学习行为方面的积极作用

学习上的成功来源于注意力的提高以及分心情况的减少。许多之前总是得五分的孩子突然取得 2 分或者 3 分的成绩。

这些令人惊异的成绩改善从何而来呢？这并不是药物的直接作用。我们的药物完全不是"聪明神药"和"智商神药"。多动症孩子并不是笨蛋，好的成绩来源于其他的学习行为：孩子学习时更加专心、认真。这能够帮助他们更好地发挥自己的能力，从而唤醒学会的东西，并将它们带到纸面上来。因为在家写作业和练习本来就没那么大压力，所以孩子们能够更好地为考试做准备。通过信息处理能力的改善，他们终于能够展示出自己之前隐藏起来的天赋。他们的天赋和才能终于得到了发挥的机会，它们不再被混乱、躁动所压抑。

朱尔一脸骄傲地来到诊所，迫不及待地要向我展示她的算术本。她从老师那里获得了额外的称赞，因为她这次把每个数字都写得规规矩矩，整整齐齐。她也在数学考试中完成了所有题目，并取得了 2 分的好成绩。

她非常骄傲地说："托比亚斯、马塞尔和其他孩子不再侮辱地喊我'什么都不会的蠢蛋'。他们甚至愿意在课间的时候跟我一起玩耍了！我留意到自己真的不再老神游天外了。终于，我也能在课堂上正确回答问题，而不是因为不知道老师刚刚问了什么而结结巴巴、吞吞吐吐了。我现在能够更好地参与一堂'项目课'，而不是从一个项目到另一个项目不停走神。"

朱尔的妈妈简直难以相信这一切：

"朱尔中午的时候再也没有怒气冲冲或者哭着跑回家了。她甚至愿意讲述学校里发生的事情，而且她还非常高兴，因为她终于能够跟上课堂，还被其他孩子接受了！

"之前我们可从来没想过她有一天能够自己安安静静地、顺利完成家庭作业。她现在突然有了空闲时间，甚至能够参加乒乓球训练了！她笑得发自内心，自信心每天都在增加。

"我现在都不敢回忆过去那些我们一起费劲写作业、为第二天的考试复习的日子。自从接受治疗以来，她愿意接受我提供的帮助，而且也能够更好地记住自己练习过的内容。她的正确书写问题也得到了极大改善。她还能自己检查作业，修改写错的地方。虽然她还是得比自己的朋友多练习听写，但是这都是值得的，因为她能够牢牢记住自己练习过的内容，用在考试上。考试时脑中一片空白的情况再也没有出现过。"

运动机能方面的积极作用

服用药物半个小时后，人们在马克思身上已经能够看到明显效果：他更安静了，能够老实坐好，他不再做什么都风风火火，他能够倾听别人的话。刚开始的时候他的父母都快不认识他了："他居然坐下来开始读书了！"

马克思自己也很高兴，因为他总算能不过度活跃，而是在上课时老老实实坐在椅子上，不动来晃去了。他现在能够又快又好地完成作业，而且字体跟他的同桌一样漂亮，这最令他激动。虽然还是有点儿费劲，但他写字时更顺滑了，而且也不再因为握笔过紧导致墨汁总是飞溅出来。马克思甚至还因为自己的作业本得到了一个表扬的图章。终于，他能写出让老师分辨出来的"a"和"o"，作业本上也不是一片错误的红叉了。他的"书写过敏症"消失得无影无踪，他也能够几乎不出错地快速抄写长篇文章。

您还记得马克思的书写（第五章）吗？他服用药物前后书写的改变不可谓不大。而下面的前后幅书写只间隔了区区一个小时：

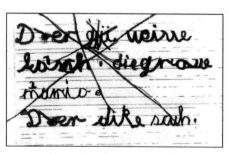

马克思服用药物前的书写　　　　马克思服用药物后的书写

在阿里克斯（十岁）的身上，也可以明显看出药物治疗的积极作用。他的字体得到了改善，单词书写正确几乎不犯错误，以及最主要的——从他写下的长篇故事里能够看出明显改变——他不仅书写流畅、顺利，而且还能够进行有条理的思考，写出一个不错的故事。终于，他能够将自己超棒的主意和点子写到纸面上了。

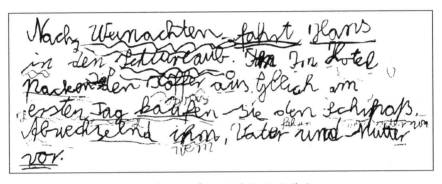

阿里克斯没有服用药物时的作文

阿里克斯服用药物一小时后的作文

詹姆斯的例子也可以表明，药物治疗能够对字体产生多么巨大的影响：

詹姆斯服用药物前的字体

詹姆斯服用药物后的字体

类似的积极效果在学龄前孩子身上也有所表现：

梅丽莎再有两个月就六岁了。下一个夏天她就要升入小学。妈妈很害怕入学这件事，因为梅丽莎是个"一窍不通的孩子"。她总是静不下来，跳来跳去，急着尝试新奇的东西。她不能专注于一件事超过五分钟，哪怕是绘画也不行。她会用难以置信的速度乱涂乱画，把整张纸涂满。人们根本不能辨别出她都画了什么。与此同

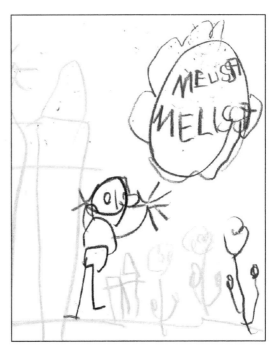

时，她还不会闭上嘴，总是不停地讲幼儿园发生的事情。除此之外她还要转着笔，描述自己今天下午都打算干什么。她不管说什么都是颠三倒四，一团乱。她让人非常伤脑筋，神经崩溃——特别是她的妈妈，因为她必须得尽快满足梅丽莎的所有愿望。她完全不会等待，画画的时候也一样。

梅丽莎患有非常明显的多动症，伴随着运动机能不稳定及社会行为缺陷。由于多动症，她几乎在每个感知领域都显露出问题（详见第五章），也由此导致了发育迟滞这个问题。

为了不进一步阻碍梅丽莎的发育，根据优化思维方案必须即刻对她进行药物治疗。治疗明显改善了她的运动机能。

开始治疗四个月后，梅丽莎画的画长这个样子：

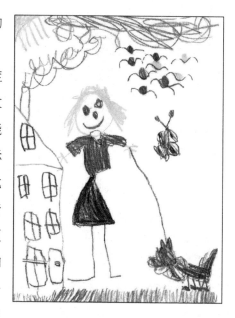

药物治疗调整了她因为多动症而出现异常的信息处理，也帮助她改善了感知功能。因此她的听觉感知能力和视觉感知能力都达到了入学的标准。她能够通过"神经递质的正常代谢"更好地从环境中获取信息，随着身体感知力的提升，她也能进一步更恰当地对信息进行处理和转换——和其他所有发育正常的普通六岁孩子一样。在梅丽莎身上，她的发育缺陷极快地通过药物得到了弥补，因为她本来就对绘画、拼图、书籍、社交游戏等抱有极大兴趣。她的好胜心和求知欲帮助她的运动灵敏度加速成熟，使得她能够很快学会游泳、体操。遗憾的是，并不是每个孩子都能这么顺畅。

学习和自我发展意味着什么？

让我们再回想一个信息处理和学习的基本特征：在信息处理的过程中，我们会不断尝试，并学着给予有目的的反应。举个例子，就一支笔来说，我们可以用它做数不清的事情：可以用嘴咬着它；或者在桌子上敲击发出声响；或者在墙上涂抹或是在纸上画画。随着时间流逝，一个小孩子会从无数经验中得知：用笔来画画能让爸爸妈妈高兴地赞赏他——尝试得越多，就越快意识到这一点。经过无数次类似的尝试之后，孩子早晚有一天会学会在纸上画一幢房屋或者一个人。而绘画这个过程也在不知不觉中成为"自动"的反应。

接着就不得不提到那句名言，"养成坚固的习惯要从不断重复开始"。信息接收和处理的过程会越来越顺畅，也相应地能够越来越好地取得想要的成果，这也是我们学习和成长的过程。我们的神经网络中的连接也会随之越来越稳定，越来越多样。

我们无法在不进行尝试和练习的情况下建立稳定的"导线"。有些厌恶绘画、不能承受失败的学龄前儿童只进行了极少的"训练赛"。于是他们也自然更加不确定自己能否完成比赛。多动症孩子需要和其他孩子进行一样多的练习，甚至更多，因为他们更容易碰到困难的地方。多动症孩子需要乐趣，需要愿意尝试新的事物，也常常需要别人的引导。如果他们和梅丽莎有类似的冲动、躁动而影响他们尝试新事物，那么人们必须马上想办法进行补救。

一些多动症孩子需要进行药物治疗，然而他们也一定需要额外的引导和动力，来帮助他们挑战新的、不信任的、没有接触过的事情。孩子的父母和老师可以在这方面提供很大帮助。

很多时候，来自"专业人士"的额外帮助也非常重要。而运动治疗师、言语治疗师和理疗师都属于"专业人士"的范畴。他们能够协助孩子改善感知处理能力，提供成长支持。他们帮助孩子开启尝试之路，将孩子引向正确的方向，使得发育成长的过程走上正轨。

维克多（七岁）被确诊患有"伴有多动症状的多动症"，伴随显著的发育迟滞。他三岁的时候被爸爸妈妈在国外收养。被收养之前，他很少能够尝试或者学习什么。他一整天都待在带格栅的小床里。他几乎得不到任何能够帮助发育成长的必要刺激，导致他的神经网络并不能正常发育连接，塑造成形。

他的养父养母从专业人士那里获取并实践了所有能想象到的，可以帮助他适应外部环境、尝试学习新事物的方法。在这些密集帮助下，他的各个方面都很快得到了弥补。然而在进行所有的治疗方案——健身操、运动疗法、语言治疗、运动机能学、托氏疗法——时，他都会很快拒绝配合，表现得非常躁动、毫无耐心，几分钟内注意力和耐力就会耗光。

为了减弱他的多动症状，帮助他更好地实现信息接收和感知处理，我们决定给他使用药物治疗。在维克多身上，极少的剂量已经展示出明显积极的变化：

他突然就能够长时间保持倾听、观看。他突然能够静下心、耐住性子画完一个完整的小人形象。

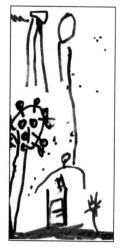

接受治疗前维克多的绘画

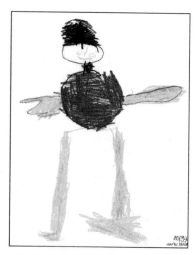

接受药物治疗中维克多的画

在此之前，没人能想到维克多居然可以画出一幅别人能够看出来是什么的画。正如您所看到的一样，进行治疗前他得费老大劲才能涂抹出一个"头脚怪"。

他的行为和接受能力也得到了显著改善：他突然开始积极参与、享受运动疗法和言语治疗的项目，在家里也能够尝试一些新的玩具。我们取消了一部分其他治疗方案，对于发育迟滞的孩子来说，有一句名言是这么说的："过犹不及。"更多的治疗项目意味着孩子需要消化、处理更多的信息，这甚至会产生反作用而导致脑中一片混乱，接收天线过载，直接关机。

行为和关系方面的积极作用

和许多其他多动症孩子一样，药物在马克思身上效果显著：他不仅比之前安静了，而且还学会了做出反应前进行更多思考。随着注意力的改善，他也愈加谨慎小心。他不再因为别人的一句闲话反应过度，也不会因为被路人不小心撞了一下就大发雷霆。他甚至能够在和人争吵的时候停下来进行思考："我是继续和他吵呢，还是走开比较好？"当然，他并不是每次都能表现得这么好，但是做得好的次数越来越多了。他至少已经不再是那个捣蛋鬼的角色了。如果他真的非常生气，那么他必须得回忆自己在训练项目中学到的东西，并及时想象自己内心深处的"红灯"。

马克思感到非常骄傲，因为现在他可以控制自己的反应。以前他一遇到麻烦，就直接爆发，其实他根本不想那么做的，但是他也停不下来，没办法避免争斗。他总是"第一个挥拳头"的人，有时候他就是过于急躁激动，仿佛从一开始就注定要发火一样。

现在，他慢慢学会了控制自己，也能够接受别人的玩耍意见了。他现在收到越来越多生日派对或者游戏的邀请。您能想象马克思的感受吗？对他来说，同学的认可和老师、父母的称赞有多么重要！

学会恰当的行为方式和改善运动机能多少有些类似，从我是否愿意学着改善自己的行为或者使用笔，到最终学会，中间需要进行许多训练。而您在马克思身上能够看到，合适的训练可以带来什么，他现在能够记住并用上自己在训练中学会的小诀窍。他的妈妈说："我再也不用提醒他几百遍，让他整理书包、运动物品了。他现在知道自己早晚也要做这件事，做得越早越好！"

凯的妈妈如释重负，难以相信今年的儿童夏日节能够有史以来第一次没有变成灾难。相反，凯还为抽奖环节的顺利举行提供了许多很棒的点子。"整个下午，没有发生任何争吵。他还被收入了'少年团'。他笑得那么开心，跟一朵花一样。在此之前，他总被人当成'捣蛋鬼'。现在再也没人这么喊他了。如果我们能够早点儿了解多动症，能省多少事啊！"

不仅家庭生活变得更加平静和谐，凯和老师、同学的关系也得到了积极改善。您一定能够感受到，这些美好的经历能够为自尊心和性格发展提供多少帮助。

上述关于药物在多动症孩子身上起到积极效果的实例来源于针对数千名患者的多个研究。

当然，正确的诊断以及值得信赖、专攻多动症问题的医生的治疗管理是不可或缺的前提。

哈利在接下来的学年中表现良好，像一个"遵循日常规则的赛车手"：他为自己最近取得的成绩感到骄傲。而在一年前，这是难以想象的。第一学年末尾，哈利和他的爸爸妈妈都几乎崩溃。他一直以来都是个野蛮的、暴躁的、棘手的孩子，而自从上了小学，每天还要经历无休无止的劝告、责骂和抱怨："你已经……""现在赶紧……""马上开始……""注意……""写……写得工整点儿……""你能不能老实坐好……""我已经跟你说了多少次了……""你从来不学着……"等。

"我们不管干什么，几乎都伴随着争吵。他不管怎么样也得写作业呀。我总不能替他写！这周老师还抱怨了。我完全不想参加家长会，因为我糟心的儿子，其他人都斜着眼看我！"

哈利的第一个成绩单（一年级期末）多多少少还说得过去，但下面关于他写作业的描述其实也符合他在家里的种种问题：

"哈利虽然已经适应了学校生活，但他还是很难遵守学校的规则和秩序。他避免不了跟同学起冲突，做出有攻击性的行为。哈利做什么都风风火火的，擅自混乱完成任务。他也很难长时间集中注意力，他总想赶紧搞定事情，因此老犯马大哈的错误，他的口语表达能力波动极大。他总是走神，不专心，不好好听讲，扰乱课堂，也完成不了所有家庭作业。"

通过检查，我们判断哈利患有伴有多动症状的多动症，伴有情感异常及极低的自信心水平。除此以外，哈利还深受夜晚尿床的折磨（专业诊断为遗尿症）。

哈利和他的父母学着接受多动症，尝试制定解决它的系列方案。除此以外，我们还额外使用了药物进行治疗。

几周后，成果初现。哈利能够完成家庭作业，参与课堂，和其他同学一样遵守课堂纪律。他在班级里得到了很高评价，受到表扬。他自己也很惊讶于他的德语和数学作业不再被满本的马大哈错误淹没。这让他找到了学习的乐趣。

哈利二年级成绩单上的评价正显示出了一系列积极改变：

"哈利在上半年中积极进步了许多。他现在是个专心、勤奋、听话、积极参与课堂的学生啦。他的攻击行为已经消失得无影无踪，而且他还及时、认真地完成全部家庭作业。哈利在正确拼写方面也做得很棒，上次听写只写错了几个地方。他在特殊知识课上表现出了巨大兴趣，能够将课程外学到的东西应用起来。"

他的父母非常激动。哈利现在愿意讲述许多在学校和踢足球时发生的事情。发生矛盾时，他们能够一起商讨并制定出哈利需要遵守的规则。他现在上学时非常热情，和其他同学相处良好。他能够更好地适应环境，和人交往时十分机敏。他的尿床问题还没得到完全解决，不过现在的频率只有大概三周一次了。他的身体感知能力得到了明显改善，因此他现在能够更多意识到自己晚上该去卫生间这件事，他早晚能够摆脱尿床问题。

药物有什么负面作用吗？

药物疗法在治疗多动症时所产生的副作用也多种多样，受到了精确的观察与测试。观察发现这些药物只会带来很少及相对而言较为无害的副作用。

很明显，没人觉得在孩子身上使用药物，让孩子长期服用药物是件容易的事情。但是通过长久以来的经验，我们已经足够了解药物的正面和负面作用。尽管多动症的药物疗法是一个长期过程，但它的风险其实很低。早在五十年前药物治疗就已经开始了——主要是在美国，上百万儿童和青少年已经接受这种疗法。药物治疗历史已经走过了数十年的旅程。

　　» 主要副作用是某些孩子的食欲会受到影响，而且出现于药物起效期间。大部分上午或者中午食欲降低的患者会在晚上吃得更多，有必要让孩子每顿饭都多少吃点儿东西，不要饿着肚子上学，等晚餐的时候再多给他们准备卡路里较高的食物，比如面条、土豆等。

　　» 只有少数孩子在治疗初期反馈存在头疼、肚子疼和恶心的症状，而进行具体核查时常常发现，孩子的上述症状在服药前就已经存在了。因为许多多动症孩子常常有"压力头疼""上学肚子疼"或者写作业前的"紧张胃疼"的情况。

　　» 睡眠问题的情况也与之类似。多动症孩子常常精力过剩，不容易感到困倦和疲惫，常常极晚才能入睡，睡眠时间基本上比同龄人要少。因此人们应该事先观察孩子的日常睡眠情况，而不是随意将过晚入睡与服用药物关联起来。通常情况下，上午服药的话、药物效果只会持续到下午。等到了晚上，多动症孩子的多动问题又回来了，于是他们常常静不下来。有时候我们也会在晚上给部分孩子使用刺激剂，这样他们会变得更加"配合"，能够更好地静下来直到入睡。

　　父母们最大的担忧是药物成瘾，因为一些非专业人士总是在媒体及部分电视频道上抨击这点。事实真相是这些药物完全没有成瘾性。用药物治疗多动症孩子已有长达五十年的历史，而从未有哪怕一例关于成瘾性问题的记录出现在任何研究中。相反，我们知道许多调查研究可以证明，如果多动症孩子没有及早、及时得到帮助，他们更容易走上服用毒品的歧路。

医生和父母应该定期讨论多动症孩子是否需要接受药物治疗，需要接受多长时间的药物治疗，以及需要特别注意孩子身上的那些异常之处。如果父母能够了解多动症的多种症状及潜在弥补方法的话，那将非常有帮助。药物只是治疗多动症孩子的一块基石，和它一样重要的还有之前讲过的支柱和帮助。有了它们，多动症孩子才能在少走许多弯路、少受许多伤害的同时，相应地发挥自己的天赋，从而走向成功。

马克思和许多多动症孩子都走在一条完成任务、取得胜利的光辉道路上。

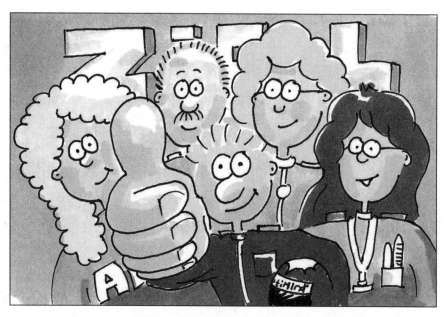

走向成功的团队：马克思和他的优化思维方案团队

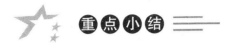

◎ 许多多动症孩子不需要药物治疗。每天在家里和学校与自己身边的人一起进行团队训练足以帮助他们积极成长。

◎ 有些孩子的多动症过于棘手，于是他们需要借助药物的力量优化自己的信息处理。

◎ 刺激剂是最适合多动症孩子的药物疗法，它能够帮助调节多巴胺代谢上存在的基础神经生物障碍等。

◎ 在刺激剂的帮助下，多动症孩子的注意力和信息处理能力能够得到改善，因此也会给他们的学习、运动机能和行为带来积极作用。

◎ 父母并不会什么都不想就随便给孩子用药，许多父母通常会考虑很久，正确使用药物治疗的父母最终都会从中受益。

11

给父母和孩子的方案

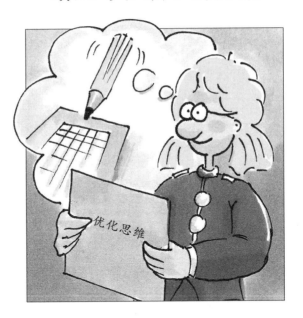

优化思维

» 帮助您尽早发现孩子是否有多动症倾向的检查表

» 帮助您协助孩子建立起结构化行为方式的方案

» 让您和孩子变得更加轻松的方案

为学龄前儿童准备的优化思维方案检查表

行为	经常	很少	没有	备注
一直以来都是个棘手的孩子	☐	☐	☐	
问题较严重且持续时间长	☐	☐	☐	
玩耍时非常野蛮	☐	☐	☐	
吃饭时无法安静坐好	☐	☐	☐	
总在动弹	☐	☐	☐	
很快从一个游戏换到另一个	☐	☐	☐	
喜欢成为焦点	☐	☐	☐	
很难独自做事	☐	☐	☐	
看电视时很有耐心	☐	☐	☐	
充满幻想，很有创意（比如角色扮演时）	☐	☐	☐	
因为玩耍的点子多，很受欢迎	☐	☐	☐	
不喜欢绘画、制作小物件或者幼儿园的集体活动	☐	☐	☐	
很难学习规矩	☐	☐	☐	
总试着触碰界限	☐	☐	☐	

行为	经常	很少	没有	备注
喜欢挑衅	☐	☐	☐	
易怒、易失控	☐	☐	☐	
缺乏理智，任何事情都要讨论不休	☐	☐	☐	
喜欢做决定，总想当"领导"	☐	☐	☐	
喜欢在户外玩耍：跑跳、攀爬、赛跑	☐	☐	☐	
每天都不愿意做该做的事情，比如穿衣服	☐	☐	☐	
容易沮丧，扔玩具	☐	☐	☐	
很难和许多孩子一起玩耍，易发生争执	☐	☐	☐	
对一切动作类的事情都感兴趣	☐	☐	☐	
只喜欢新玩具，玩具玩腻了就扔在角落	☐	☐	☐	
很快拒绝不喜欢的事情，比如绘画、制作小物件	☐	☐	☐	
不能长时间倾听	☐	☐	☐	
不能等待，想做什么必须马上做	☐	☐	☐	
常常左耳朵进右耳朵出	☐	☐	☐	
晚上安静不下来	☐	☐	☐	
似乎睡眠很少	☐	☐	☐	
做噩梦	☐	☐	☐	
总需要有事情做	☐	☐	☐	
表现得情绪不稳	☐	☐	☐	
非常任性	☐	☐	☐	

行为	经常	很少	没有	备注
混乱，什么都胡乱堆放	☐	☐	☐	
常常弄丢帽子、体操用具等，不会整理	☐	☐	☐	
废话连篇，唠唠叨叨，毫无重点	☐	☐	☐	
不害羞，跟任何人都能说上话	☐	☐	☐	
吐字不清	☐	☐	☐	
语序颠倒	☐	☐	☐	
语速过快	☐	☐	☐	
学会说话较晚	☐	☐	☐	
鲁莽，对危险的判断能力为零	☐	☐	☐	
面对新鲜事物时胆怯、小心	☐	☐	☐	
容易推搡、打人	☐	☐	☐	
常常反应过于激烈	☐	☐	☐	
兴奋过头、过于激动，比如参加生日派对时	☐	☐	☐	
容易摔跤，常常跌倒，表现得丢三落四	☐	☐	☐	
坐不住	☐	☐	☐	
容易发生意外情况，比如弄翻玻璃杯	☐	☐	☐	
做许多蠢事，看上去"没有教养"	☐	☐	☐	
拿笔的姿势十分"别扭"	☐	☐	☐	
对触摸比较敏感，不喜欢握手、抹脸、洗头发等	☐	☐	☐	
可能走丢	☐	☐	☐	

行为	经常	很少	没有	备注
常常说"不"，表示明确拒绝	☐	☐	☐	
常常插嘴	☐	☐	☐	

提示：

您在学龄前儿童身上发现的某些情况可能是因为孩子没被指导过，也没练习过该怎么做。多动症的最终确诊取决于专业人士判断的感知处理异常。

为学龄儿童准备的优化思维方案检查表

行为	经常	很少	没有	备注
容易分心	☐	☐	☐	
上课时常常走神，仿佛心已不在教室里	☐	☐	☐	
玩耍时非常野蛮	☐	☐	☐	
经常表现得心不在焉、乱七八糟	☐	☐	☐	
坐不住，不停动来动去	☐	☐	☐	
看上去总在动弹	☐	☐	☐	
没有耐心	☐	☐	☐	
喜欢成为焦点，寻求他人的关注及称赞	☐	☐	☐	
很难独自做事	☐	☐	☐	
看电视时很有耐心，喜欢动画片	☐	☐	☐	
充满幻想，很有创意	☐	☐	☐	
容易陷入虚构世界及幻想，不知道身边发生着什么	☐	☐	☐	

行为	经常	很少	没有	备注
内向	☐	☐	☐	
独来独往	☐	☐	☐	
容易沮丧	☐	☐	☐	
做事常常不加思考，行事匆匆	☐	☐	☐	
很难学习规矩	☐	☐	☐	
总试着触碰界限	☐	☐	☐	
喜欢挑衅	☐	☐	☐	
反应剧烈，像个火药桶	☐	☐	☐	
缺乏理智，任何事情都要讨论不休	☐	☐	☐	
喜欢做决定，总想当"领导"	☐	☐	☐	
喜欢在户外玩耍：跑跳、攀爬、赛跑	☐	☐	☐	
对一切动作类的事情都感兴趣	☐	☐	☐	
很难和许多孩子一起玩耍，易发生争执	☐	☐	☐	
任性，很难被人说服	☐	☐	☐	
什么都要讨论，总要说最后一句话	☐	☐	☐	
很容易觉得自己受到不公正的对待，被人误解	☐	☐	☐	
正义感极强	☐	☐	☐	

行为	经常	很少	没有	备注
不怎么记仇	☐	☐	☐	
对触摸比较敏感，尽管自己有时候很粗鲁	☐	☐	☐	
朋友很少，很容易让自己不受欢迎	☐	☐	☐	
爬高，不会对危险进行评估	☐	☐	☐	
尝试新事物时容易害怕，易被激怒	☐	☐	☐	
容易兴奋起来，但也容易陷入沮丧	☐	☐	☐	
很少坚持，尝试许多东西又很快放弃	☐	☐	☐	
显得很聪明，但依旧有学习问题	☐	☐	☐	
口头配合是个奢望	☐	☐	☐	
做事时慢吞吞，特别是写东西的时候	☐	☐	☐	
没有时间观念	☐	☐	☐	
书写时错误极多	☐	☐	☐	
犯许多错误，做事粗心不细致	☐	☐	☐	
常常弄丢词尾，容易将读音类似的字母搞混	☐	☐	☐	
扭曲字母或者数字	☐	☐	☐	
阅读或者书写时常常"丢失一行"	☐	☐	☐	
不能长时间集中注意力倾听，听得不准确	☐	☐	☐	

行为	经常	很少	没有	备注
思考和做事时不能专心	☐	☐	☐	
弄丢东西	☐	☐	☐	
不能等待	☐	☐	☐	
扰乱课堂，比如闲聊	☐	☐	☐	
常常忘记家庭作业	☐	☐	☐	
说话时颠三倒四，常常想到什么说什么	☐	☐	☐	
作业书写极差，卷面不干净	☐	☐	☐	
害怕考试	☐	☐	☐	
考试时过于紧张，仿佛一窍不通	☐	☐	☐	
书包里一团糟	☐	☐	☐	
临阵抱佛脚，常常没有压力就不做事	☐	☐	☐	
每天都因为家庭作业争吵	☐	☐	☐	
做不喜欢的事时很快就显出疲惫	☐	☐	☐	
做喜欢的事时又仿佛精力无限	☐	☐	☐	
每天都会发生意外情况，比如打翻玻璃杯	☐	☐	☐	
使用餐具或者系鞋带时十分笨拙	☐	☐	☐	
晚上安静不下来	☐	☐	☐	

行为	经常	很少	没有	备注
似乎睡眠很少	☐	☐	☐	
做噩梦	☐	☐	☐	
常常头痛	☐	☐	☐	
表现得情绪不稳	☐	☐	☐	
自信心极差	☐	☐	☐	
混乱，什么都胡乱堆放	☐	☐	☐	
贪玩，表现得比同龄人要小	☐	☐	☐	
不会整理东西	☐	☐	☐	
什么都收集，过后常常找不到东西	☐	☐	☐	
穿衣服、洗脸和刷牙时磨磨蹭蹭	☐	☐	☐	

提示：

上述一些情况您在没有患多动症的孩子身上也能发现。上述检查表并不能替代详细的诊断，如果您在上述许多问题上都勾上了"经常"，那么您需要寻求专业人士的帮助，他们会和您沟通孩子的异常情况和进行后续的检查测试。不过您可以在日常生活中实践我们讲过的帮助方法，它们会帮助您和孩子。

为家庭作业和考试准备的"逐步走"计划

_____ 的"逐步走"计划

第一步：我的任务是什么？我究竟需要做什么？

» 认真阅读和思考，需要做的是什么

（例如："德语"中的题目，"数学"中的题型）

第二步：我怎样做才最好？

» 将题目分解成小块

（例如：写作文时分为"引入、主体、结尾"，做数学题时从最简单的题目开始，慢慢过渡到难题）

第三步：仔细、小心地写题

» 仔细看自己都在写什么，保持书写整齐

» 答得对比答得快更重要

第四步：一口气完成，中间不停顿

» 专心做题，不要走神

第五步：停下来！检查！

» 进行检查，有必要的话要做修改

第六步：给自己奖励，"我做得很棒！"

» 如果你真的根据计划认真完成了任务，那么应该为自己感到骄傲，拍拍自己的肩膀吧！

学校表现回顾表

名字：_____   日期：_____

课程：_____

行为表现：

_____
_____
_____
_____
_____
_____
_____
_____
_____
_____
_____
_____

我是哪种类型的多动症孩子？

情况 1—14

1	我常常犯粗心大意的错误。写作业和考试时我经常因为不认真审题犯下错误	☐
2	考试时我无法长时间保持注意力	☐
3	尽管我试着集中注意力，我还是不知道老师刚刚都说了什么	☐
4	有时候，我想去自己的房间（地下室、厨房、花园）拿点儿东西，然而等我到了之后，我又忘了自己本来想拿什么	☐
5	我写家庭作业的时间比班里其他同学要长	☐
6	我坐在家庭作业前，想开始写作业，然而我脑子里总开始冒出其他想法，于是我没能开始写作业，而是神游天外	☐
7	我总因为弄丢橡皮、笔、雨伞、卷子、本子或者类似的东西惹其他人生气	☐
8	我很害怕班里有噪音，因为这样我就无法专心	☐
9	我上课的时候总是不好好听讲，而是看向窗外	☐
10	老师或者爸爸妈妈常常说："注意！专心！"	☐
11	我经常忘记交该交的卷子	☐
12	有时候爸爸妈妈喊我，我真的听不见	☐
13	我的房间大部分情况下都很乱	☐
14	有时候我觉得我哪里不对劲，不过我不知道究竟哪里不对劲	☐

情况 15—28

15	在学校，我经常来回晃椅子，或者制造其他噪音	☐
16	在学校，比起老实坐在椅子上，我更愿意在桌子边站着	☐
17	比起坐着，我更愿意跑步或者攀爬	☐
18	我常常觉得自己像是被马达驱动着一样	☐
19	我讲话很快，说的内容也很多	☐
20	老师总是一再跟我说："慢点儿！"	☐
21	玩游戏的时候我很难老实等着最终轮到我	☐
22	我常常觉得自己心里躁动	☐
23	其实我根本不知道为什么有时候其他人不愿意跟我一块玩	☐
24	我希望自己不这么好动	☐
25	有时候我真的很生自己朋友的气	☐
26	我更喜欢做令人兴奋的、刺激的事情	☐
27	不管我多么努力，总有人不喜欢我	☐
28	我的爸爸妈妈总是劝我慢点儿（比如在滑雪、骑车时）	☐

结语

如果您已经读完了本书，那么您已满足为多动症孩子提供有效、有用帮助的前提条件：您已经全面了解了多动症及其可能的治疗方法。

如果您有多动症孩子，如果你是多动症孩子，或者您在工作中要和多动症孩子打交道，那么请您现在就下决心开始下一步：请您组建一个遵循优化思维方案，能够为多动症孩子提供必要帮助的团队。您可以放心，只要您坚持不懈地走下去，就能获得成功。

如果您还想额外做点儿什么的话，那么请您利用每一个机会跟其他人讲述自己知道的关于多动症的知识。

正如您自己已经学到的：战胜多动症从了解它开始。

我们祝愿您和您的团队取得成功。

伊丽莎白·奥斯特－克劳斯

佩特拉·玛利亚·哈姆

著作权合同登记号 图字：01-2021-0190

Original title in German: Das A·D·S-Buch, Neue Konzentrationshilfen für
Zappelphilippe und Träumer: Das OptiMind-Konzept.
Authors: Dr. med. Elisabeth Aust-Claus, Dr. Dipl-Psych. Petra Marina Hammer
©Copy Obertebrink c/o Körner Medien UG, 2018
Simplified Chinese Translation Copyright © 2021 by Blossom Press

图书在版编目（CIP）数据

坐不住和想入非非的孩子 /（德）伊丽莎白·奥斯特-
克劳斯，（德）佩特拉·玛利亚·哈姆著；刘青籬译 . --
北京：朝华出版社，2021.6
ISBN 978-7-5054-4783-7

Ⅰ . ①坐… Ⅱ . ①伊… ②佩… ③刘… Ⅲ . ①儿童多
动症－诊疗－指南 Ⅳ . ① R748-62

中国版本图书馆 CIP 数据核字（2021）第 024001 号

坐不住和想入非非的孩子

作　　者	[德] 伊丽莎白·奥斯特 - 克劳斯 [德] 佩特拉·玛利亚·哈姆
译　　者	刘青籬
选题策划	袁　侠
责任编辑	王　丹
责任印制	陆竞赢
装帧设计	MM末末美书 QQ:3218619296

出版发行	朝华出版社
社　　址	北京市西城区百万庄大街 24 号　　　　邮政编码　100037
订购电话	（010）68996050　68996522
传　　真	（010）88415258（发行部）
联系版权	zhbq@cipg.org.cn
网　　址	http://zhcb.cipg.org.cn
印　　刷	阳谷毕升印务有限公司
经　　销	全国新华书店
开　　本	710mm×1000mm　1/16　　　　字　　数　249 千字
印　　张	20.5
版　　次	2021 年 6 月第 1 版　2021 年 6 月第 1 次印刷
装　　别	平
书　　号	ISBN 978-7-5054-4783-7
定　　价	69.80 元